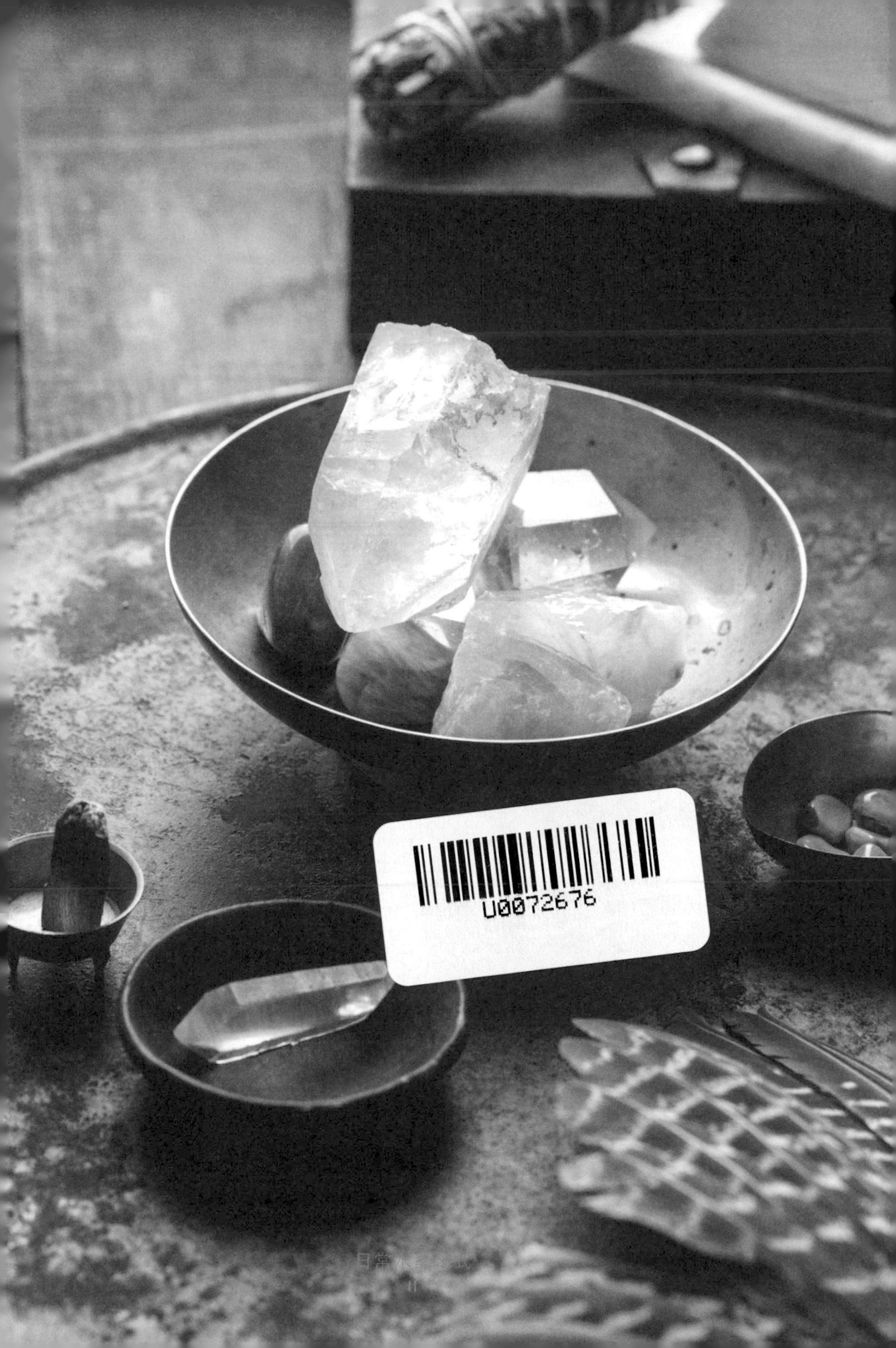

Everyday Ritual Crystals
by Naha Armady

First published in English by Althea Press, a Callisto Media Inc imprint

Published by arrangement with Callisto Media Inc
through LEE's Literary Agency

日常水晶儀式

出　　版／楓樹林出版事業有限公司
地　　址／新北市板橋區信義路163巷3號10樓
郵政劃撥／19907596 楓書坊文化出版社
網　　址／www.maplebook.com.tw
電　　話／02-2957-6096
傳　　真／02-2957-6435
作　　者／娜哈・阿瑪迪
翻　　譯／亞瑟
企劃編輯／陳依萱
校　　對／鄭秋燕
港澳經銷／泛華發行代理有限公司
定　　價／420元
初版日期／2021年1月

國家圖書館出版品預行編目資料

日常水晶儀式 / 娜哈・阿瑪迪作；亞瑟翻譯. -- 初版. -- 新北市：楓樹林出版事業有限公司, 2021.01　面；　公分

譯自：Everyday crystal rituals : healing practices for love, wealth, career, and home

ISBN 978-986-5572-01-3（平裝）

1. 另類療法 2. 水晶 3. 能量

418.995　　109017448

日常水晶儀式

Everyday Crystal Rituals

Healing Practices For Love, Wealth, Career, And Home

60種水晶儀式+100種常見水晶概述

娜哈・阿瑪迪
Naha Armády

楓樹林

目錄

引言 XIII

第一部分 富饒之道

CHAPTER 1 認識水晶

大地的贈禮 4
調整頻率 6
五大元素 7
水晶與脈輪 8
你的助手如何幫助你 10
水晶保養 16
水晶療癒的重要用語 20

第二部分｜愛、金錢和家

CHAPTER 2 愛的儀式

愛的水晶首選 31
傳送愛 36
心的啟動器 37
放手 39
贈送愛的禮物 40
消除障壁：神奇的沐浴儀式 41
吸引愛：愛的磁石陣 42
愛的靈藥#9 44
發掘心之所向 45
好好愛自己 46
淨化：破除模式 47
舊情復燃 48
建立發送器 50
七個單一步驟療癒法 51

建立愛的祭壇 53
散發愛 54
穿越大自然通道的愛 55
心輪的六線形 56
祈請維納斯 59
整全的愛 60
啟動心輪 62

CHAPTER 3 金錢 追求財富、事業與富饒的儀式

招來財富與富饒的太陽神經叢輪水晶首選 69
機會之門 74
重新調整 75
感激祭壇 76
製作金錢樹 77
種植招財水晶 78
完成工作的合適工具 79
持久不衰 80
繁榮磁鐵 81
動機與生產力 83
清除路障 84
點亮燈籠 86
職場和諧與團隊合作 87
提升自我價值 88
招財法寶 89
富饒之神 90
分享財富 92
找尋繆思和良師 93
減少債務 94
輕鬆規畫組織 95
尊重價值觀 96

CHAPTER 4 家 充滿生氣的裝潢和其他居家儀式

居家水晶首選 102
充電水晶陣 109
與四季應和 110
保護家的入口 111
淨化氣氛 113
臥室的水晶 114
將神聖空間帶回家 114
一星期的日子 115
彩虹製造機：調和脈輪 117
破除能量節 119
接地與保護的金字塔 120
元素法寶 121

冥想空間 123
水晶房間噴霧 124
利用水晶提醒你的目標 125
浴室的水晶 126
廚房和飯廳的水晶 127
白水晶放大器 128
水晶墓地 128
維持動機 130
創造世界水晶陣 131

第三部分｜力量強大的水晶

瑪瑙 137
天河石 138
琥珀 139
紫水晶 140
紫黃晶 141
角閃石石英 142
天使石 143
阿帕契之淚 144
磷灰石 145
魚眼石 146
海藍寶石 147
霰石 148
星葉石 149
亞特蘭提斯石 150
東菱石 151
藍銅礦 152
鉍 153
方解石 154
蠟燭石英 155
光玉髓 156
天青石 157
紫矽鹼鈣石 158
空晶石 159
綠泥石石英 160
矽孔雀石 161
翠玉髓 162
黃水晶 163
賽黃晶 164
翠銅礦 165
骨幹石英 166
祖母綠 167
綠簾石 168
縫合水晶 169
精靈石 170
鷹眼石 171
火瑪瑙 172
螢石 173
石榴石 174

金色療癒者石英 175
赤鐵礦 176
血紅石英 177
赫基蒙鑽 178
堇青石 179
碧玉 180
藍晶石 181
拉長石 182
青金石 183
拉利瑪 184
雷姆利亞石英 185
鋰雲母 186
利比亞沙漠玻隕石 187
鋰石英 188
磁鐵礦 189
孔雀石 190
捷克隕石 191
莫凱石 192
月光石 193
涅槃石英 194
黑曜石 195
海洋碧玉 196
蛋白石 197
冰洲石 198
孔雀銅 199
橄欖石 200
幻影石英 201
彼得石 202
多色碧玉 203
堇雲石 204
葡萄石 205
黃鐵礦 206
菱錳礦 207
薔薇輝石 208
流紋岩 209
粉晶 210
紅寶石 211
金紅石英（髮晶） 212
纏絲瑪瑙 213
鈣沸石 214
透石膏 215
龜背石 216
斜綠泥石 217
蛇紋石 218
濕婆神石 219
次石墨 220
煙晶 221
蛇皮瑪瑙 222
蘇打石 223
十字石 224
輝沸石 225
舒俱來石 226
日光石 227
超級七 228

橘子石英 229
坦桑石 230
玻隕石 231
虎眼石 232
拓帕石 233
電氣石 234
綠簾花崗岩 235
斑馬大理石 236

誌謝 239
關於作者 240

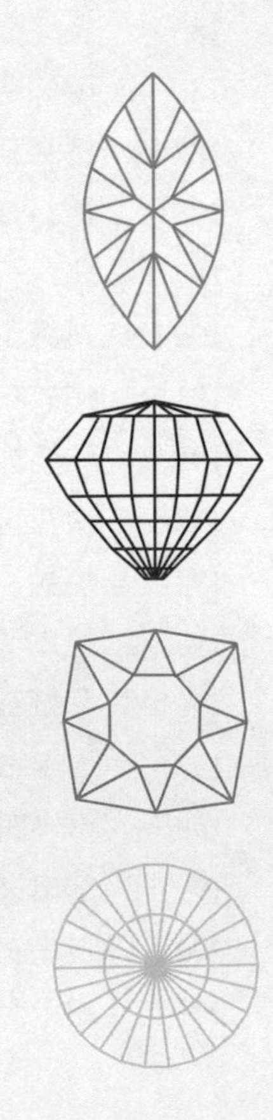

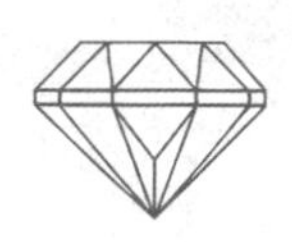

本書獻給大地之母。

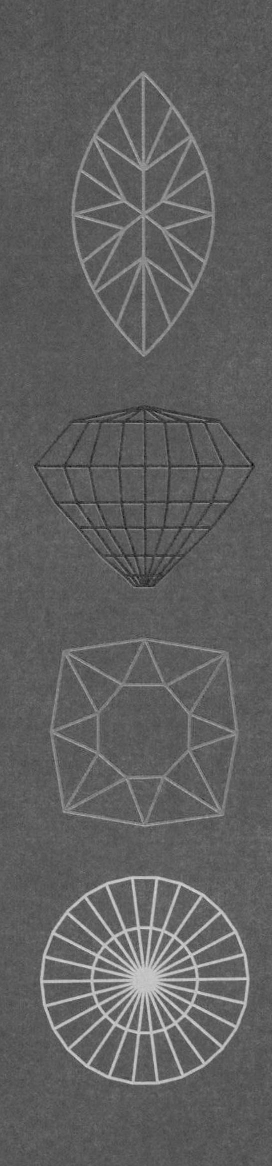

「越過無垠，穿透黑暗，到達已知世界的邊緣。突破界限，如同一位謙遜且求知若渴的學生。聆聽火的聲音、與水對話、感知風的形體並嗅聞土的氣味。竭盡所能地蒐集智慧與光明，透過你獨特多面的靈魂，加倍回饋予這個世界。」

——來自稱作「真知晶球」之冰洲石球的水晶訊息

引言

你是否憧憬更美好的生活，你願意為此改變什麼？你想要吸引什麼，你又願意為此放下什麼？

十年前，我這麼自問。我曾經年復一年從事食品業的相關工作，事業上毫無進展使我惶惶不安。我感覺不到自己對這個世界有任何積極的貢獻。我談過戀愛，但感情始終沒有著落。以前用來讓自己保持熱情的創造力，不再讓我感到興奮。我環顧四周，發現自己已經無法從中獲得靈感，我知道，是時候做出重大改變了。

我決定搬回我出生的城市洛杉磯。我存了一些錢，但還未擬定計畫，每天都對自己複誦一句肯定語：「我準備好要做出改變了。宇宙，請將我置身於正面的環境，讓我能貢獻自己。」

我當時不明白這個日常的陳述其實就是一種儀式，用來呼求我需要的東西。我一向不愛公開我的靈性學習，但其實多年以來，我一直在研究玄學並接受神奇導師們的訓練。回到洛杉磯的幾個月後，我認識了幾位很棒的女士，她們開設的療癒中心名叫「直覺之屋」（House of Intuition），提供一種嶄新的模式。突然間，我發現了通往機會的大門，我知道，是走出水晶櫃的時候了。

這正是我一直在尋找的改變！

我變成替商店蒐購水晶的人，成天挑選研究來自世界各地的石頭。我認識了訓練我、傳授我初步水晶智慧的人；到了二〇一二年，我成為合格的跨水晶療癒師。這代表我可以在一對一的療程中使用水晶，例如將水晶擺放在客戶身上協助療癒。我開始擺設水晶陣，將我個人的儀式變成工作，幫助學員實現特定目標。現在，我從事我喜愛的工作，也在過程中幫助別人。

當我愈來愈頻繁的使用水晶，愈發感覺到箇中能量以及水晶帶來的影響。我的生活按部就班，甚至發現自己直覺地知道哪些石頭能幫助特定客戶解決問題。他們帶著緊張、憂慮或者筋疲力竭的神情走進來，在療程中休養生息並煥然一新地離去。我確信這說明了水晶具備正能量可以分享給持開放態度的人。

每當有人找我進行水晶療癒，我總是以這段祈禱文來展開療程：「願此人踏上滿足、成功、愛、快樂與健康之路。」這是使我們感到幸福的五大核心特質。我們想要的外在細節可能隨著時間而改變，但這些基本層面終將維持不變，儘管這些特質有時會變得耗弱或被埋藏受阻。

要回歸正軌，第一步是消除導致障壁、阻礙和停滯的能量。一旦能量可以自由流動了，便能積極地流經我們的心。我們將能全心全意地愛著自我也能吸引愛，與他人產生深刻的連結。回歸正軌的另一片拼圖是豐盛。沒有理由將金錢視為邪惡之物，況且我們並不貪婪。金錢是現代的交易媒介，一如其他任何交易形式。一旦我們展現自我價值，便會吸引機會和富饒。家是能量場的延伸，亦是滋養自我之所在——我們在此獲得歸屬感和立足點。將水晶儀式融入日常生活，相當於我們創造了一個美麗、令人振奮且有助於啟發靈感的空間，這將使我們活出最大的潛能。

無論你是初次使用水晶，或者水晶已成為你生活中不可或缺的存在，你都可以在本書發現新的方法和儀式，一旦將之融入日常例行公事，你的生活一定會有所改變。首先，是檢視水晶的療癒力，接下來則是學習如何挑選水晶，以及透過儀式與目的來發問或接收訊息。我將會概述六十種有關愛、富饒和家的儀式。在這些章節中，有比較簡單的儀式，也有中級程度的儀式。當你學習到更多水晶知識且準備好深入探索時，不妨逐步嘗試新的儀式。本書的第三部分為一百種水晶簡介，你可以將這些水晶知識運用在你發展出來的種種儀式中。

書中所介紹的儀式將會引導你放下不再對你有用的事物，重新校準你認知的真理，使你的居所成為滋養你的神聖空間，喚醒你過著滿足、充滿愛和富饒生活的能力。

我們開始吧！

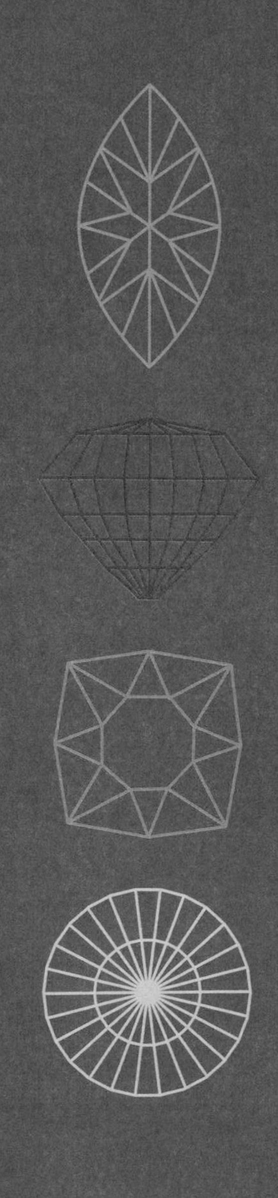

PART 1

富饒之道

The Way of Abundance

這一部分的章節將會告訴你，

開始使用水晶時，必須知道的一切。

你會學到關於水晶的療癒特性、保養方法、

水晶如何有效傳送能量並幫助你；

以及所有基本原理，讓你有效運

用水晶，與之相互受益。

水晶有利於冥想，

可提升療效且有助於達成目標。

但首先，

你必須將水晶從架子上拿下來，

水晶才能發揮作用。

讓我們開始說明水晶如何發揮療效，

以及如何善用水晶儀式吧！

CHAPTER 1

認識水晶

Calling on Crystals

大地的贈禮

水晶產自地底深處，展現出我們所寓居的世界有多麼神奇。「天上如是，人間亦然。」乃魔法的關鍵概念之一，意味著物質世界的事物可反映出更高次元的存在。我們可以透過水晶連結到這些更高的次元、發掘自己的天賦找出潛在的能力。每一種水晶皆有其獨特的結構和形狀，組成基本系統化形態。以最為人知的水晶石英為例，石英成簇產出，六邊六面尖柱形狀為其辨識特徵。有些石頭屬於微晶質，其水晶結構微小，用肉眼看不出來，例如碧玉、瑪瑙，以及一些不具有晶柱的石頭，其外觀不像水晶，但卻是水晶（在本書中，水晶和石頭這兩個用語會交替使用）。

想一想生活的要素：關係、職業、行為、家庭生活和想法，以上種種都奠基在基本的形態上，而這些形態由你的經驗、環境和境遇所塑造。當這些形態變得混亂、過時或停滯，你不僅難以成長，往往還會發現自己故步自封。但若這些形態提升，且有系統地與你的現在、未來交織在一起，你的基礎就會變得強大，因此有能力健全地成長與發展。

水晶提供了完美的能量藍圖，其密碼就編寫在水晶的晶質構造中。利用水晶是件形而上的事，人類身為有共感的生物，會受到周遭能量的影響。想一想當你接觸積極或消極的人或情況時，你的心情如何轉變。我們會受感染，從而變得更好或更壞。

水晶的力量便存在於斯。水晶的能量通透、自然、結構化且使人振奮，我們只須將之置於身旁，便可接收這些特質。水晶有助於喚醒我們隱藏的能力，活化可能潛伏於體內的正向特質。水晶已存在於地底數千年，甚至數百萬年。被挖掘出來的水晶幾乎完美呼應了我們發掘天賦才能，並公諸於世的過程。

能量與振動

能量在萬物之中流轉，即便最緻密且靜止的物體也是由一個個振動中的能量粒子所構成。東方世界數千年來一直相信這項法則。這股生命能量在梵語中稱作般那（prana），中文稱之為氣，而日語叫作気。若你的能量不停流動，在身體中維持平衡，這是好事；一旦能量被阻塞、妨害或受限制則否。

振動是一種波，可透過多種管道傳遞，諸如聲音、光、芳香療法、碰觸、運用雙手的療癒技巧，例如靈氣療法、言語和肯定語，或圖像和象徵。當這些振動技巧被運用於療癒，便稱作物理療法。大多數物理療癒皆能藉由水晶而獲得更強大的療效。

我們可以透過水晶，更直接地使能量振動，只需將水晶指向我們希望這股振動移動的方向。當然也有其他導引能量的方式，例如利用我們的呼吸或想像。使用水晶可以深化你對於振動療法的了解，包含如何控制或轉移能量。

不同種類的水晶有各自的能量頻率或振動。有些水晶是高頻率的石頭，能幫助你開啟心靈，連結高次元覺知。高頻率的石頭所投射之特質，有助於使你感覺能量充沛。如果你是水晶振動感應的初心者，高頻率的石頭往往比較容易感應，是相當合適的選擇。這些水晶能提振你的心情、勇氣與靈感，幫助你達成目標。握住一塊高頻率石頭，可能會在你身體的某些部位造成刺痛感。石英是常見的高頻率水晶，尤其是雷姆利亞石英、涅槃石英和金紅石英。有明顯終端（自然的尖端）的水晶通常是高頻率水晶。

頻率較低的水晶能固定住你的能量。當你需要腳踏實地回歸現實時，這類水晶適合用來幫助你堅持目標並持續你的進程。低頻率水晶的屬性往往是吸收而非投射，這意味其有助於吸收阻礙、痛

調整頻率

設法專注於心的能量。閉上雙眼，想像在你的胸膛中央，有一種以心臟為中心的正向振動。現在，想像你將這股振動移動到頭部，接著往下移動，像寫出數字8一樣。你也可以試著將這股振動移至體外。現在，重新聚焦於你的心輪中心，設法將振動移出身體，朝向某人或某個物體，接著讓它像書寫8字形一樣再度回到你的身體。善用呼吸，在吐氣時將這股能量送往某個方向；吸氣時則收回來。

接下來，將一塊水晶握在你的接受（非慣用）手，看看有什麼感覺。閉上眼睛，深吸一口氣，儘量放輕鬆。如果一開始沒有任何感覺，也不要氣餒。等你更習慣於精微的振動，就會更容易感應到水晶的能量。你愈常使用水晶，愈能感應其頻率。

苦，以及我們想要放下的事物。吸收屬性的接地石適合用來釋放壓力、安定心神和創造界限。接地石通常具有保護力，儘管你感覺不到滋滋作響的能量（高頻率石頭的特性），但當你握著這些石頭時，其所創造出來的安全感及穩定感，有助於你感覺自己的努力得到了支持。碧玉和瑪瑙是典型低頻率水晶。

五大元素

我們的世界是由四種基本元素：火、水、風、土，加上第五元素心靈所構成。心靈元素存在於萬物之中，連結其他四種元素。這五種元素遍存於各種傳統裡，在形上學中有悠久的歷史。五大元素各自對應到不同層次的細微身（subtlel body），例如心智身（mental body）、情緒身（emotional body）以及靈氣（aura）。

水晶主要與土元素有關，畢竟水晶出自地底深處，但不同的水晶也可能與不同的次要元素產生共鳴。在水晶概述中（參看第135頁），描述了與各種水晶有關的元素。

火

火元素對應我們的乙太身（etheric body），這是高於肉身的第一能量體。乙太身保留了我們的形態，是肉身架構和建立身分的依據。乙太身會留住肉身所經歷的創傷，因此這個層面的療癒屬於深層療癒。若你一成不變、認同負面的自我形象，或者缺乏動機，可能是你的乙太身遭到阻塞。這時透過火元素的石頭，例如黃水晶（第163頁）、橄欖石（第200頁）或黃鐵礦（第206頁），有助於重新平衡並校正這個重要的自我架構。

水

水元素與靈魂身（亦稱作情緒身）有關，我們透過水元素處理情緒和感覺；另外，情緒身也掌管消化和創造力。瑪瑙（第137頁）和粉晶（第210頁）對應水元素，有益於情緒身，能有效療癒情緒問題和提振心情。

風

風元素對應心智身，我們透過風元素表達思想、看法和意見。心智身中保有我們每天吸收的訊息，亦即我們憂愁、思索、焦慮和過度思考的事務。對應風元素的石頭例如紫水晶（第140頁）和螢石（第173頁），有助於釐清思緒，可保持頭腦平衡。

土

土元素對應我們的肉身，亦是自我最緻密的部分。肉身的頻率極低，因此我們得以用肉眼察見；土元素則會透過細微身來顯現能量。碧玉（第180頁）和煙晶（第221頁）之類的接地石是絕佳的土元素石，有助於提升精力和強身健體，還能增進身體的痊癒力。

心靈

心靈元素對應精神身，我們透過精神身與高我連結；白水晶（第102頁）則受心靈元素支配。當我們與精神身和諧一致時，能表現出最好的自我。同樣地，我們可以透過精神身更進一步了解神性。

水晶與脈輪

身體的能量系統包含了七個稱作脈輪的能量中心。脈輪（Chakra）是梵語，意思是「輪子」。據信，當這些能量中心開啟轉動時，可將生命力分配到全身。七個主要脈輪的分布，從尾椎骨往上到頭頂。每個脈輪隨著不同的顏色頻率而振動，與其顏色相配的水晶呼應。

海底輪與紅、黑、棕和銀色水晶共振。這是穩定、接地、保護和安全感的中心。海底輪位於脊椎基部。

臍輪與橙色及桃色水晶共振。這是你的創造力、性慾、熱情和欲望的中心。臍輪位於肚臍下方約一個掌寬處。

太陽神經叢輪與黃色、金色和琥珀色水晶共振。這是你的生命核心，自我價值、自信和意志的中心。太陽神經叢輪位於胸骨下方。

心輪與各種色調的綠色和粉紅色水晶共振。這是愛與慈悲的中心，有助於調節其他所有脈輪。心輪位於胸膛正中央。

喉輪由藍色的水晶活化並維持平衡。這是溝通、概念和學習的中心。必須注意的是，喉輪是傾聽和觀看的中心，亦為說話的中心。該脈輪位於喉嚨中央。

眉心輪與紫色和靛藍的水晶共振，是直覺、高等智慧、靈視和靈感的中心。眉心輪就位於眉心。

頂輪與透明、虹彩和白色水晶共振。我們透過這個中心與高我、靈魂目的和靈性領悟連結。頂輪位於你的頭頂。

請記住，脈輪並非位於身體前部，而是身體之內的中心，不論從前方或後方都能接近。每一種水晶都有與之相關的一種或多種脈輪，但該水晶並非只能置於該脈輪上，而是可以放在身體的任何部位。

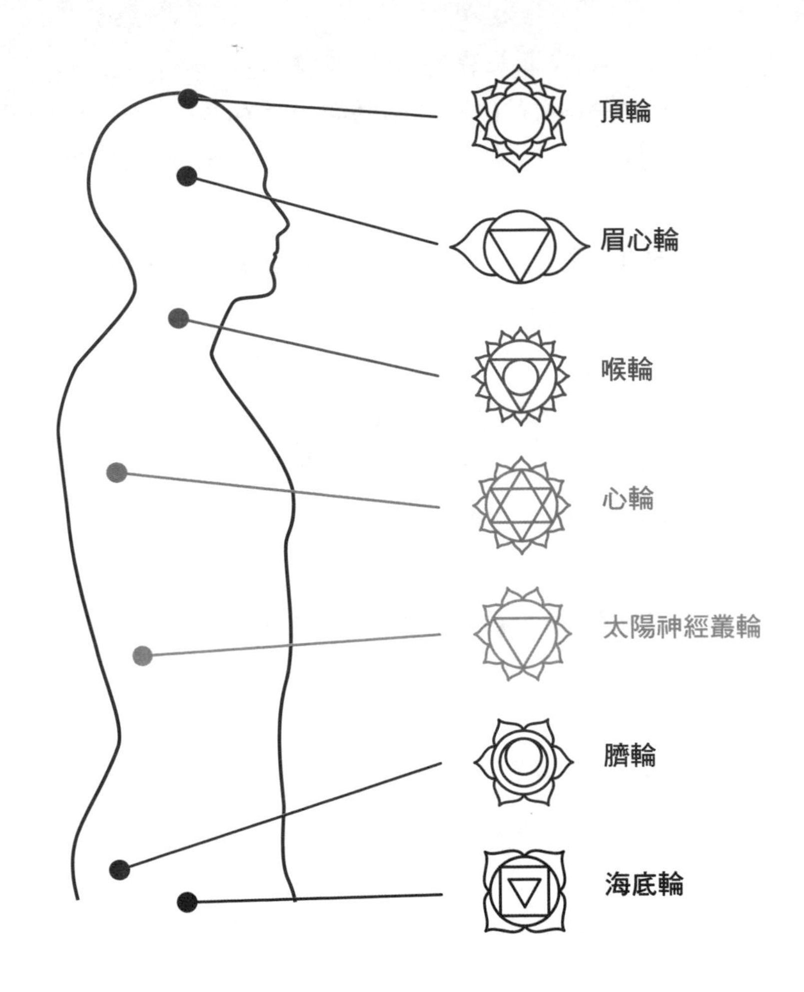

你的助手如何幫助你

水晶是能夠儲存資訊的傳遞者，這意味著水晶可以保留住你所定義的某個計畫。這不表示你將意志強加於水晶，而是水晶可以協助你完成已設定好的某個特定目標。此塊水晶將強化這項訊息，並傳送到宇宙。

你應該了解一點，即水晶並非替你完成工作，而是幫助你與想要的頻率共振。計畫是一種雙向契約，你必須完成你的部分，才能確保自己投射出相同的頻率。

如同音樂家利用音叉找出與樂器和諧的正確音調，水晶幫助細微身使不和諧或「走音」的部位找回正確頻率。許多時候，這意味著應盡可能讓水晶貼近身體，讓水晶頻繁地碰觸皮膚。隔絕在抽屜裡的水晶對你沒有太大好處。

如果你整天佩戴水晶，記得偶爾將之握緊，或在手指間摩擦，置於相應的脈輪，深呼吸，然後繼續一天的日常。

如果是為了其他目的，則不需要將水晶貼著身體。你只要將水晶放在家中，或是讓水晶能發揮影響力的空間範圍即可。你甚至可以在睡覺時把水晶塞在枕頭下，任其影響你的潛意識心靈，將智慧和知識灌輸到你的夢中。

美麗與吸引力

水晶看起來很漂亮，幾乎沒有人會否認這一點，有些水晶確實非常吸睛。但要找到適合你的水晶，更重要的是「感覺」而非「外觀」。你可以將水晶放入手掌，感覺看看合適不合適，直到找出與自己相應的水晶。

當你接收或購買新石頭時，務必撥出一些時間仔細端詳，將水晶拿到充足的光線下查看所有內含物。以超越檢查、查看的層次，試著與這顆石頭連結。你可以將這塊新石頭單獨隨身攜帶幾天的時間，讓自己習慣它帶來的感覺。

未加工和拋光過的石頭

從地底開採出來的石頭或許會維持未加工的狀態，或許會經過拋光和切磨成形。工匠通常以滾筒打磨石頭，盡可能保留其自然的形狀和光澤。我們有時需要未加工的水晶，有時需要拋光過的水晶，端看你的目的為何。如果你正要展開新計畫或一段新的關係，未經加工的石頭可能更合適，因為它象徵假以時日形塑的潛力。切磨成形的石頭則會替你的目的增添另一種象徵，例如蛋形的水晶代表再生或生育力；方尖碑形代表駕馭能量。

水晶天

你也可以試著引領自己進入水晶天（Deva），據信那是水晶的靈性覺知。首先，握著水晶端坐、閉上眼睛，讓自己保持開放的心態，接納任何與水晶連結時感應到的事物。你可以提出非常簡單的要求，或是在心中提問。例如，「請幫助我認識你」或者「你能幫助我做什麼事，我應該如何進行這項任務」？接下來你只需要傾聽答案，感受你和水晶之間的自然連結。

男女諸神

水晶可以讓我們連結到更高頻率的存在，例如男神、女神或所謂的眾神。諸神如同心靈嚮導，與水晶一樣都可以提供我們與之共振的能量，使我們更容易達到目的。召喚諸神能增強水晶儀式的力量，方法是將自己連結到你想要達成的某種原型。這也有助於喚醒你自身的內在神性。我們會在本書稍後談到的儀式中召喚祂們。

明晰的目標

設定目標將有助於你實現生活中所冀望的事物，這是使用水晶和體驗其神奇力量不可或缺的一部分。

你設定的目標愈清楚，可以獲得愈好的結果。雜亂的心思和猶豫不決無助於達成目標。以下是從設定目標，到收穫成果的四個階段：

1 **靈感**。燈泡被點亮時，亦即你產生某個想法的時刻。當下你認知到內心有某件事物即將生成，甚或是將有所發展與分享；水晶有助於開啟你與更高次元靈感連結的管道。優美的音符及美麗的藝術作品能激勵人心，水晶便是大自然迷人的藝術創作，同樣能啟發我們。

2 **目標**。運用你的創造力導引靈感，水晶可以將你的目標提升到更高層次，超越你對自身能力的認知。挑選一顆特定的水晶並設定目標，大聲説出：「請幫我發揮最大的潛力吧！」

3 **行動**。你得在這個階段努力達成目標。水晶是真實存在的實體，隨時提醒你保持專注、待在正軌上，使你的能量朝正確的方向流動。每當你看著或握住你選定用以協助達成目標的水晶，你都將重新連接上這個目標。

4 **成果**。這是目標成真的階段。在這個階段，你要記住，最重要的事情是心存感激。

月相循環

讓你的目標與月相同步，將使之更加強而有力。我在本書提及的所有儀式，都會建議理想的月相。

以下是月相循環的四個階段：

新月（包含前後二十四小時）：此時天空中的月亮隱匿無蹤。這是內省、設定目標、展開新計畫、建立祭壇和進行「首日」任務的最佳時機。

上弦月：介於新月與滿月之間的時期。適合採取行動、提高能量、增加生產力和專注外在之事物。

滿月（包含前後二十四小時）：這個時期的月亮擁有最強大的力量。這是替水晶充電、以表達感激為重點的循環階段，亦是盤點已完成事項的時候。

下弦月：這個階段介於滿月與新月之間，是放鬆、解毒、縮減能量、做夢、專注於內在以及為新月階段做準備的時候。

冥想

為了設定強大的目標，你需要極致的靜默以傾聽你的高我。你可以透過冥想或任何平和的儀式達到此狀態，例如沐浴或在大自然中散步。水晶是大地的產物，因此諸如水、風、土等元素都能替水晶療癒加成。

召喚和祈願屬於要求的舉動；冥想是接納的舉動。你所要傾聽的是來自高我的呼喚。本書中，許多儀式都納入了冥想，你對冥想的態度取決於你自己，以及你所從事的工作類型。

坐姿

導引活動的進行或專心想像時，坐姿是進行冥想的最好方式。如果你發現自己躺下來很容易睡著，那麼不妨採取坐姿。畢竟，睡覺不是冥想！

坐姿分為兩種：

1 盤腿坐在坐墊或地板上（這是傳統姿勢，但並非各種體型的人都會覺得舒適）。

2 坐在椅子上，雙腳平貼地面，雙臂不交叉（不要扭身也不要駝背）！

不管採用哪種坐姿，都要挺直腰桿，雙掌朝上，輕置於大腿上。

躺姿

如果你想要深入潛意識狀態，躺著冥想是最好的方式。如果你只是接納和被動地遵循活動，而非導引活動的進行，不妨試試躺姿；當你想要將多顆石頭放在身上時，也頗適合這個姿勢。

最好避免在床上採取躺姿，因為你可能會睡著。躺在墊子或毯子上，雙腿和雙腳分開幾英寸避免交叉；雙臂置於身體兩側，頭部最好也著地。如果你有背痛或頸痛問題，可以在脖子或膝部下方放置小枕頭或捲裹的毛巾，用以支撐脊柱。

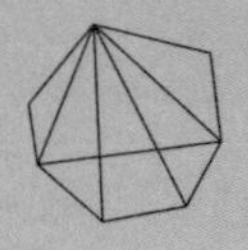

水晶保養

水晶是脆弱的東西，因此必須小心對待。實際上和能量上的定期清潔淨化，對水晶有好處。實際上的清潔可除去灰塵和身體油脂；能量上的淨化能消除水晶可能累積的任何負面頻率。

現在已不再推薦以往將水晶浸泡鹽水中的淨化方法，因為鹽是具腐蝕性的礦物，可能會傷害水晶。再者，浸泡水晶可能使水分進入裂隙中，若其中含有鐵的成分，可能導致生鏽。況且，泡過水後，美麗透明的水晶可能因此形成棕色條紋，這絕不會是你想要的結果！最好的辦法是用流動的水輕輕沖洗，隨即用柔軟的毛巾擦乾。

有些水晶是絕對不可浸泡在水裡的，因其質軟或者可能生鏽，包括天使石、透石膏、孔雀石、黃鐵礦和矽孔雀石。幸好，我們有許多清潔水晶的方法，也能利用其他四元素替水晶充電。

在淨化水晶之前，不妨先查看與水晶有關的元素（參看第135頁「力量強大的水晶」）。

風

驅散負面念頭、談話和想法。

- 用香、鼠尾草、祕魯聖木（holy wood）或香柏煙燻水晶。
- 用頌缽、撥浪鼓或鈴鐺進行聲音浴。
- 用羽毛和扇子搧風，吹散停滯的能量。

火

轉化過時的舊能量以及清除舊形態。

- 將水晶置於燭光裡。
- 將水晶放在陽光下二十至三十分鐘（別將紫鋰輝石、紫水晶、螢石或粉晶置於直射的陽光下）。

土

驅除、吸收沉重感。

- 用碟子或淺碗盛裝粗鹽，將水晶置於鹽床上。
- 將水晶置於薰衣草、鼠尾草或桉屬植物鋪成的藥草床上。
- 利用其他石頭——例如藍晶石、透石膏和喜瑪拉雅岩鹽——來淨化你的水晶（將水晶放在淨化石上，或拿著淨化石在水晶上方掃動）。

水

溶解與稀釋負面感覺和阻塞的情緒。

- 在小河或小溪中沖洗水晶。
- 將水晶放進雪堆裡。
- 月光浴：月亮會影響地球上的水體，因此月光浴是淨化水晶和替水晶充電的有效方式。你可以將水晶放在戶外過夜，或將之留在窗臺上。

心靈

使任何失衡的事物回歸中道。

- 紫火（Violet Flame）示現：想像具有淨化力的紫色火焰包圍住水晶，清除掉殘餘能量。
- 設定一個目標或肯定語。
- 將水晶置於幾何圖形或曼陀羅之中。
- 將水晶帶到你的聖地，可能是聖殿、教堂或大自然。
- 施以由手掌導引能量的靈氣療癒或其他療法。

詢問與接收

有了明確的目的，你可以將之寫下來、清楚說出來，或者想像將這個意圖傳達給宇宙。語言含有力量，只要有機會，你就應該大聲陳述自己的目標。

本書中的儀式結合了祈願、肯定語和真言。這些是指導原則和建議，並非強硬的規定。最有效的祈願是說出真心話。你可以隨意變更書中建議的祈願或真言用語，以完美符合你的需求和個性。

當中的許多敍述以肯定語「這是我誠心所願」作為結尾。你可以依據你的宗教傳統，使用不同的結尾語，例如「阿們」、「所求如是」、「其名為真」等等。無論是哪一種結尾語，皆透過闡明及釋放你的陳述到宇宙而完成相同的事。

真正打開心胸接納。這意味著不要將自己侷限在所思所要之事物的細節上，克制住想要控制或管理神靈的衝動，只當個求取智慧之人；作為光的管道，使神靈得以接觸你、指引你。

你應該對最適合你的事物保持開放態度，而非你想要的。你可以要求獲得最大利益的福分，打開心靈之窗，看見湧向你的東西。

沒有所謂「壞的」水晶，水晶療癒不會使你變得更加阻塞不通。它只會協助你變得更清明調和。

當你完成了所選擇的儀式，請深深地吸氣和吐氣。如果你的眼睛一直閉著，可以在緩緩返回完全清醒的狀態之間，稍微睜開眼睛。慢慢移動雙手和雙腳，在起身站立前，確認自己完全回過神。

如果你將水晶擺在身上，事後要進行淨化，或者放回祭壇或水晶陣中，為下一次使用充電。

建立你的儀式

水晶在搭配元素代表物時，功效更強大。

以下是你在本書儀式中會使用到的一些額外物品：

蠟燭

蠟燭的光可顯化和轉化停滯的能量，點燃目標；也能當作水晶與你肉身之間的管道。在水晶儀式中，最好使用七日祈禱蠟燭，這種蠟燭可以在雜貨店或線上購得。

每當你帶著目的點燃蠟燭，相當於點燃了目標達成的期望。為了達到這個目的，你需要能一路燃燒到底的蠟燭。七日蠟燭是用來長時間燃燒的蠟燭，但為了安全起見，燭火不能無人看顧。因此在兼顧維持目標的情況下，你可以掐滅而非吹滅燭火，等到你回來時再重新點燃。蠟燭即將燃燒殆盡時，你也可以將蠟燭置於杯墊上或小水盤裡。

聖木、香與鼠尾草

煙燻是燃燒鼠尾草、樹脂或聖木來淨化能量的做法。在點燃香、鼠尾草束或聖木條後，你可以趁著它悶燒時將之吹滅。然後在家中四處或身體周遭飄送煙霧，以清除負能量。這時最好用碟子承接灰燼，並打開所有門窗。我建議在晴朗的日子進行煙燻，因為太陽有助於轉化被釋放的東西。

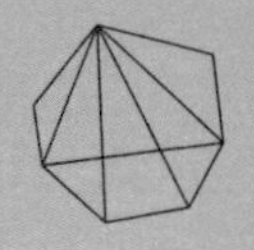

水晶療癒的重要用語

啟動器：通常由使用者設定好目標，用來啟動水晶陣或其他水晶布局的水晶。白水晶晶柱（單尖）功效最佳。

避邪物：用來阻擋負能量的物體。

軸線：水晶的中線，從基底延伸到頂端。

凸圓形寶石：底面切磨成扁平形狀，以利首飾鑲嵌的石頭。凸圓形寶石也適用於接觸身體的水晶療癒。

貓眼光：某些石頭在光線下的反射效果，例如虎眼石（第232頁）、磷灰石（第145頁）、海藍寶石（第147頁）和月光石（第193頁）。

隱晶：微晶質的另一用語，意指水晶結構微小到只能在顯微鏡下觀察到，例如瑪瑙（第137頁）、碧玉（第180頁）和粉晶（第210頁）。

雙尖：兩頭有自然尖端、不被基質阻隔的水晶；單尖水晶只有一個尖端。

發電機：豎立的水晶被稱作發電機，往往作為水晶陣或祭壇中的充電器，有助於向外投射能量。

水晶陣：水晶陣是藉由將石頭擺放成幾何圖形，創造出神聖空間，用以傳送某特定意圖的方法。第四章（參看第109頁）的第一個儀式有充電水晶陣的說明。

內含物：存在於石頭裡的額外礦物或嵌入物，例如石英（第160頁）裡的金紅石（第212頁）或亞氯酸鹽；葡萄石（第32、205頁）中的綠簾石（第168頁）。

粗晶質：可用肉眼看見水晶結構的石頭，例如石英、紫水晶（第140頁）、綠柱石（第147頁）和電氣石（第234頁）。

基質：水晶生長的母岩，例如紫水晶簇的棕色底部。

掌中石：其天然形狀適合握在手中的水晶。掌中石比滾磨的石頭大，通常以手工方式拋光。

般那：生命能量。

投射手：意指你的慣用手（用來寫字的手），用於對石頭傳送計畫或向外導引能量。

接受手：意指你的非慣用手（不是用來寫字的手），用於接收能量或審視和感受精微的振動。

水晶球占卜：亦稱作水晶凝視，進行占卜時要放鬆注意力，以便產生來自潛意識的靈視，並投射到水晶表面。

法寶：具有特定神奇用途的物體。

端點：水晶的自然尖端。

塔：具備扁平基部的長柱狀水晶，可切磨成塔形或有自然的尖端。

滾磨石：經過滾筒打磨拋光的小石頭，通常價格便宜，適合放在口袋裡或擺設水晶陣。

晶柱：具備自然的尖端，或切磨成單尖或雙尖的水晶，多用於導引能量。

祭壇

你架設的祭壇不應太擁擠，祭壇上的物品需要呼吸的空間。這是讓水晶充電、點蠟燭、專注於目標和祈願的地方。你可能還會在祭壇上擺放用於冥想和儀式的其他物品，例如鈴鐺或頌缽、雕像、畫像、導引者或心愛之人的照片；或許會放上水果或鮮花作為供品，以表達感激之意。有時你可能會想要寫下你的目標或肯定語，因此也要在附近備好紙筆。進行任何與火有關的儀式時，你會需要防火碗，但不可將火柴置於祭壇。建立祭壇時，不妨用一塊布或桌子標示出祭壇的範圍，以防止將不適宜的物品堆置在這個區域。

法寶石vs.療癒石

用於祭壇、保護，或放在家中或水晶陣的水晶屬於法寶石。法寶石不同於放置在身上的療癒石，而是經過儀式灌輸了特定意圖的石頭。切磨成心形或動物形狀的水晶則被稱為水晶法寶。

滾磨過的石頭、扁平的石頭、掌中石和未加工的水晶，用作療癒之用的效果更好。這類水晶可直接作用在身體，使我們的頻率對準其有益健康的高振動頻率。這類石頭可以放在口袋裡（有人甚至喜歡放在內衣裡）。

你也可以用金屬線纏繞水晶做成垂飾，這是使之貼近身體的好辦法；或加上一條鍊子，懸掛在適當的脈輪上。水晶首飾可用於療癒或當做法寶，或兩者皆可。

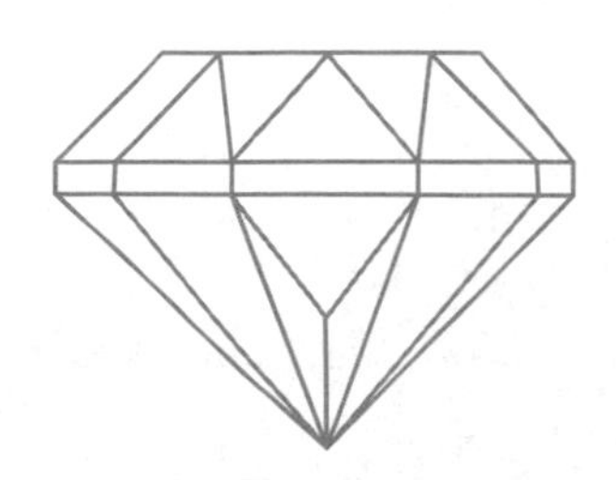

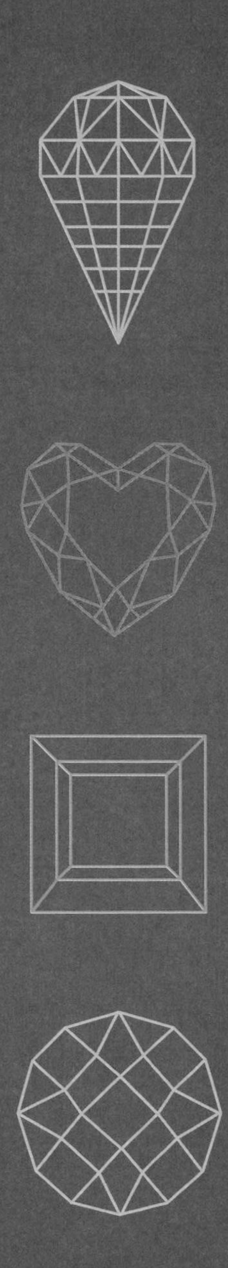

PART 2

愛、金錢和家

Love, Money, and Home

你將在接下來的篇章認識我們推薦用來創造愛、實現富饒和提升居家振動的水晶。我會分享從簡易到進階的儀式。這些儀式在許多層面皆有助於你進行療癒，從調理你的內在自我，以至於創造外在改變，強化你的靈性修習。

愛意味著許多事。愛點燃心之火、刺激情緒身，包含欲望、戀情、友情和慈悲。愛藉由其正向能量，加速內在的療癒；透過連結、同理心和理解，加速外在的療癒。以心為中心，所有愛的面向都始於此。

CHAPTER 2

愛的儀式

Rituals for Love

36 傳送愛
37 心的啟動器
39 放手
40 贈送愛的禮物
41 消除障壁：神奇的沐浴儀式
42 吸引愛：愛的磁石陣
44 愛的靈藥#9
45 發掘心之所向
46 好好愛自己
47 淨化：破除模式
48 舊情復燃
50 建立發送器
51 七個單一步驟療癒法
53 建立愛的祭壇
54 散發愛
55 穿越大自然通道的愛
56 心輪的六線形
59 祈請維納斯
60 整全的愛
62 啟動心輪

本章的二十種水晶儀式對於心具備強大療效，讓你與最高頻率和諧一致。愛的儀式有助於吸引、實現和鞏固各種關係，助你感受世上的愛以及創造愛。將這些儀式納入生活之中，透過水晶調整你的心，你會反映出極致的愛人潛能。

水晶與愛

水晶滋養情緒身，能開啟並活化給予愛和接受愛的內在管道。大多數綠色和粉紅色水晶都是心輪石，從祖母綠和紅寶石，到綠色碧玉和粉晶皆屬於此類。這些水晶可與以心為中心的振動共振，亦有助於你與之共振。諸如紫鋰輝石、粉紅色雷姆利亞石英和東菱石等，都屬於投射和放大能量的石頭，能激勵你更完整地表達並追求更深刻的愛。

水晶頻率也能幫助你拋開不健康的模式、阻塞的能量、舊日悲傷和其他妨礙給予及接受愛的障礙。例如瑪瑙和方解石，是提供撫慰和吸收的石頭，能溫和地消除痛苦和悲傷。菱錳礦和橄欖石，可助你度過過渡期以及需要自我專注和重整的時期。紅寶黝簾石和薔薇輝石這一類與大地能量呼應的心輪石，則可在你發現自己陷入情緒深淵時，助你恢復穩定。

如若渴望吸引愛，首先你必須找尋內心的愛。如果你感覺受阻或懷疑，第一步是輕輕打開你的心和靈魂，找到愛自己的想法。從那裡建立基礎，將愛向外傳播。如此便能吸引其他有相同波長的人進到你的生活。

身體具備多個能量中心，其中一個是更高心輪，有時也稱作胸腺輪。更高心輪位於喉輪與心輪的中間點，這個中心與你的靈魂目的有關。活化的心使我們更清楚了解心的欲望，無論是生命之於社群，或之於這個世界，我們祈願可以產生更大的影響。更高心輪的顏色是藍綠色，心輪石包括綠松石、矽孔雀石、翠玉髓和翠銅礦。

強大的心輪中心位於三個上脈輪和三個下脈輪之間，同時支援著其餘脈輪系統。從這個強大的輻射核心，你能真正認知自己純粹的本質，並以更有愛的振動向外拓展。

正如同每個人都是獨一無二的，水晶亦然。水晶共享完美的基本晶質結構，但也發展出不同的大小、形狀、顏色和透明度。當我們認清水晶的個別差異，便能在自己身上看見這個事實。這是水晶幫助我們接納真實自我、寬恕缺點、感激自身天賦，以及認識自己與眾不同的方式。

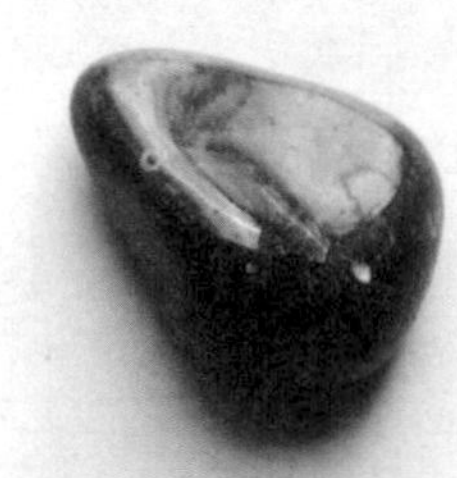

血石髓

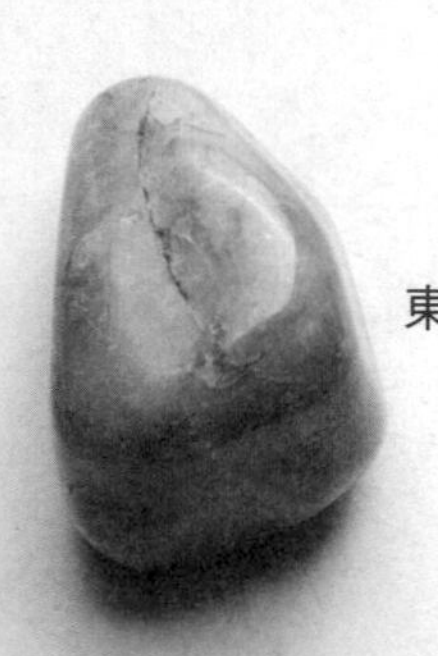

東菱石

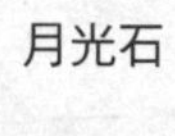

月光石

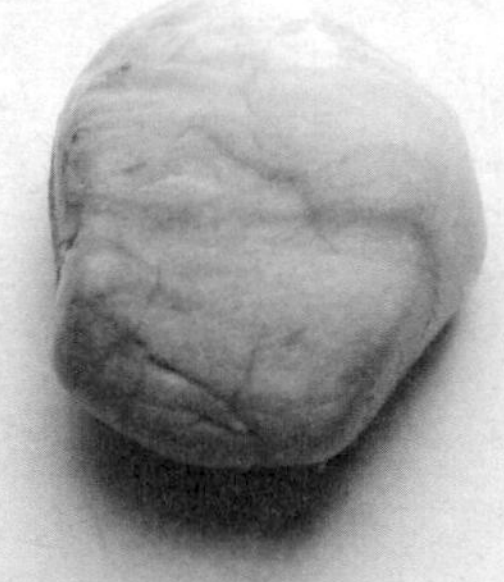

粉晶

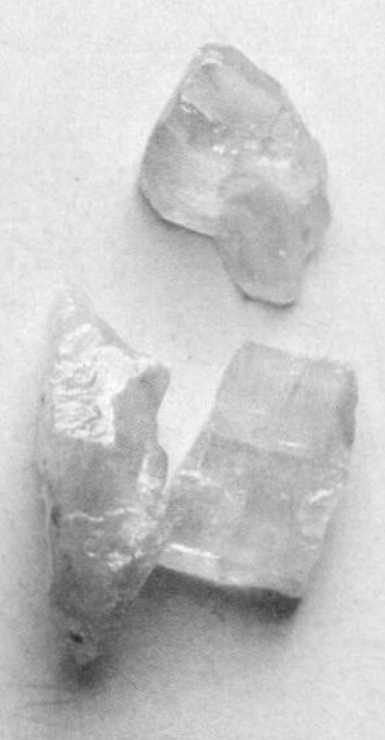

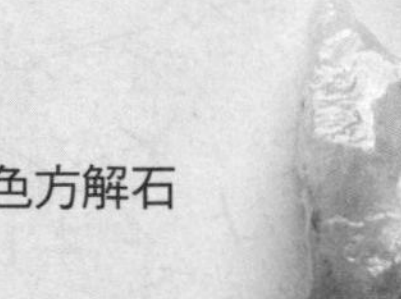

綠色方解石

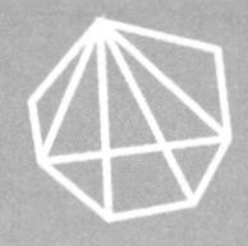

愛的水晶首選

血石髓

墨綠底色襯出紅斑，血石髓是療癒家人之愛的石頭，用於祖先療癒、家庭支持和代代相傳的事物。利用血石髓進行冥想有助於上述領域的療癒。

東菱石（粉紅或綠色）

東菱石是萬用的療癒石，閃爍著雲母微粒的光澤，可喚起熱情和靈感，以令人振奮的能量開啟動機與激勵的管道。當你想要認識新的人或前去赴約時，適合攜帶東菱石。

月光石

月光石是調節情緒身極為有效的石頭，有助於紓解悶氣以及深受月亮週期影響的波動。將月光石用於愛的儀式，可召喚神聖女性並接觸你的內在女神。

粉晶

粉晶是最知名的心之水晶。不論身處何種情緒困境，粉晶是始終會在身旁安慰你的溫柔朋友。將粉晶貼著你的心，讓它慰藉人心的振動洗滌你。

綠色方解石

綠色方解石的作用像情緒海綿，能吸收緊張的情緒或不舒適感。當你準備好要愛自己了，不妨將綠色方解石置於因緊張情緒而感覺疼痛的身體部位，想像它吸收了這種不舒適。十分鐘後拿走方解石，用水清洗並使之徹底乾燥。

葡萄石

葡萄石是嫩綠色石頭，內部往往含有綠簾石。葡萄石被認為是療癒者的療癒之石，當你耗盡能量分送給他人後，正是使用葡萄石的最佳時機。葡萄石是給一往情深者的石頭。在漫長的一天結束時，利用葡萄石進行冥想有助於恢復對自我的關注。

橄欖石

這種黃綠色的八月誕生石連結心輪與太陽神經叢輪，對於我們接受改變有相當大的幫助。處理離別或分手時，將橄欖石貼在身上，可以讓自己更有信心順利度過過渡期。橄欖石使放手變得容易一些，因為它使你轉而專注於愛自己，重拾自尊和尊嚴。

粉紅波紮那瑪瑙

一層層的銀、白和桃粉色，使粉紅波紮那瑪瑙成為連結心輪到頂輪和臍輪的石頭。溫和滋養的愛流遍全身，替你的生活注入更多創造力。當關係變得沒有新意而亟需提振時，不妨隨身攜帶粉紅波紮那瑪瑙，讓活力再度流動起來。

薔薇輝石

薔薇輝石是穩定失控情緒相當有效的石頭。當你感到吃不消、執迷或應付了太多情緒包袱，攜帶薔薇輝石有助於釋放這些負擔。薔薇輝石連結心輪與海底輪，幫助你腳踏實地，讓愛的流動不至於過火。

菱錳礦

菱錳礦是讓你更進一步愛自己的水晶，它調和心輪與太陽神經叢輪，幫助你記住自身價值和重要性。如果你感覺需要得到他人的肯定，或者難以接受愛，不妨將菱錳礦放在你的心輪中心，提醒自己值得被讚賞，也值得被喜愛。

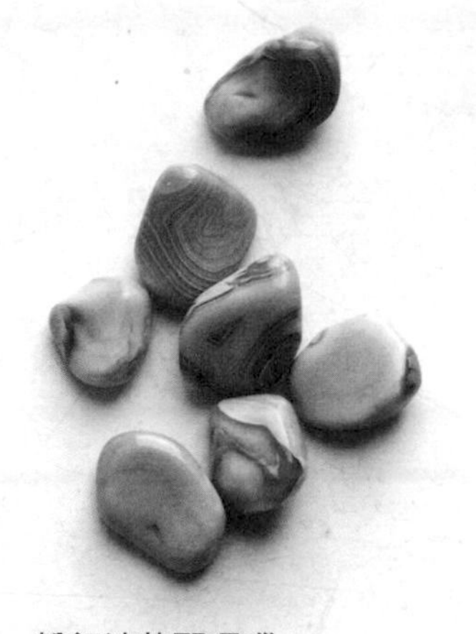

粉紅波紮那瑪瑙

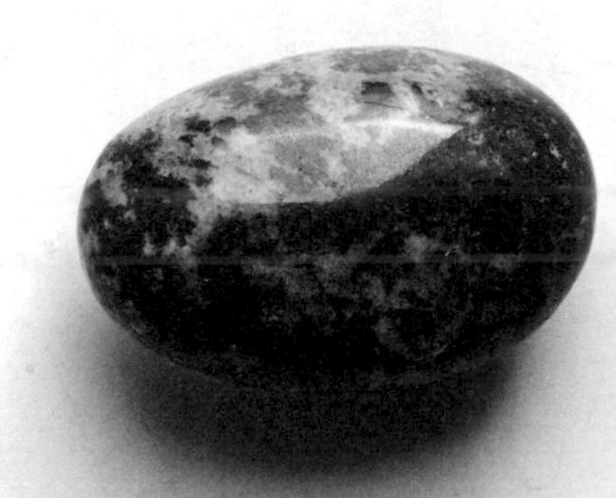

薔薇輝石

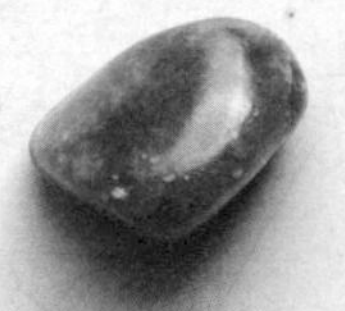

菱錳礦

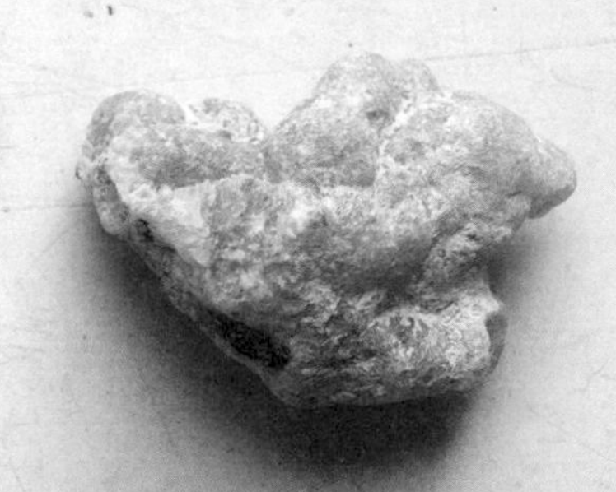

葡萄石

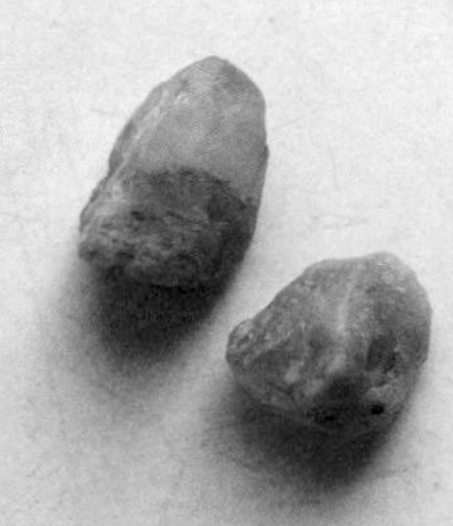

橄欖石

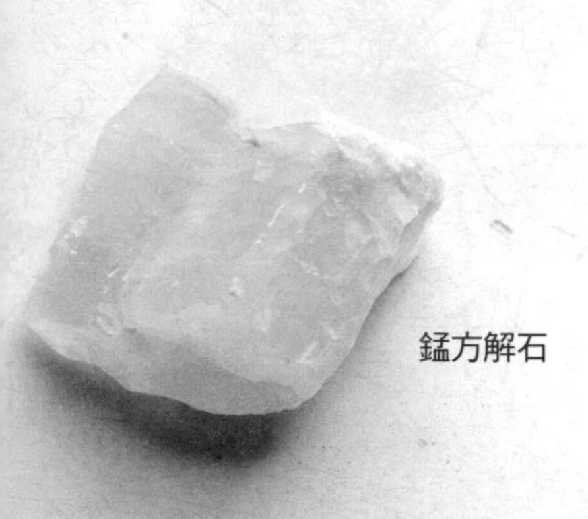

錳方解石

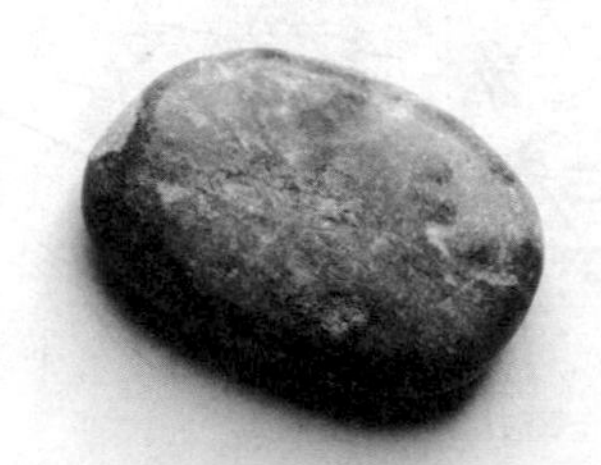

紅寶黝簾石

紫鋰輝石

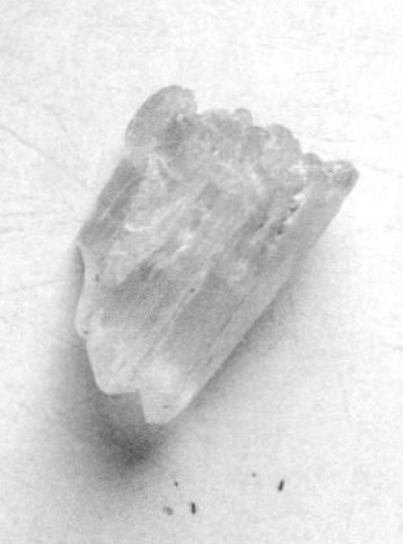

涅槃石英

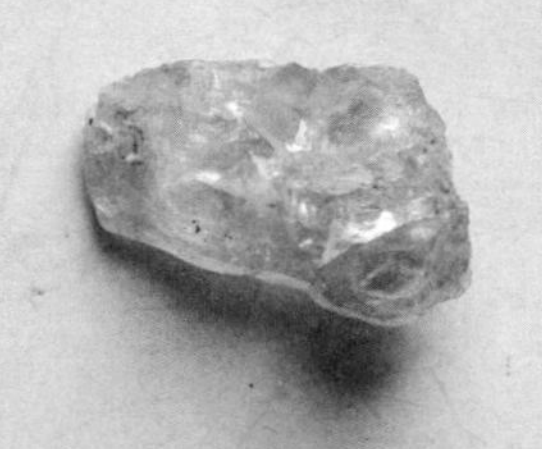

粉紅雷姆利亞石英

錳方解石

錳方解石對於靈氣師和動用雙手的療癒形式尤其有用，它有助於使用者傳送愛的療癒能量到另一個人身上。錳方解石調和心輪與頂輪，散發滋養、毫無批判與條件之愛的頻率。冥想時，可將之置於心輪或握在手裡。

紅寶黝簾石

六角形的紅寶石是典型愛與欲望的寶石，形成於黑綠色的黝簾石基質（參看第21頁）。紅寶黝簾石連結心輪與海底輪，使愛的感覺更加堅定不移。當你準備好做出更深的承諾，紅寶黝簾石絕對是手邊必備，用以穩定關係的試金石。

紫鋰輝石

紫鋰輝石是帶有半透明薰衣草一粉紅條紋的石頭，它具備的能量足以突破任何阻礙並創造通往愛的新途徑。將其條紋朝上，貼著心輪擺放，可以產生強大的愛之水晶能量。

粉紅雷姆利亞石英

粉紅雷姆利亞石英的側面具有凸起的條狀符碼，據說這承載著雷姆利亞智慧看守者的教誨。這種水晶可用於了解前世和跨越不同維度的愛。冥想時，摩擦粉紅雷姆利亞石英，將會揭示你靈魂伴侶的訊息。

涅槃石英

涅槃石英出產自喜瑪拉雅山脈的某條冰河下方，具備靈性之愛的最高振動頻率。其稜脊乃是時間消磨而成，亦由其他礦物侵蝕刻劃。涅槃石英的淡粉紅色代表超越，將之置於水晶祭壇，有助於了解並突破神性、無條件的愛。

傳送愛

當你想要傳送愛給別人或進行心之療癒時，可以運用這項儀式。

你會需要一顆心輪石（參看第31頁的例子）、紙、筆以及一座祭壇，或專門用來擺放水晶的空間，這是為了讓水晶成為焦點。

1. 首先，挑選感覺與你所想之人最能連結的心輪石。如果難以選擇，不妨將你的接受手伸到石頭上方，同時想像這個人，看看是否有感覺對的石頭。你可能體驗到刺痛感、某種徵象或線索，也可能你就是知道。
2. 在紙上寫下你想要對他傳送愛的人之名，將這張紙墊在水晶底下。
3. 將水晶置於祭壇或其他神聖空間。
4. 想像水晶產生愛的脈動，跨越時間和空間傳送給這個人。
5. 說出這句肯定語：「我以純粹的意圖，傳送真愛的能量給〔此人的名字〕。」

心的啟動器

這項儀式極適合期待認識某人、準備赴第一次約會、渴求記起如何去愛，或者需要回心轉意的人。

你需要一顆接地石（紅石榴石、薔薇輝石或煙晶）、一顆心輪石（粉晶、東菱石或涅槃石英都非常適合），以及兩根石英晶柱。

1 躺在地板上（你可以鋪上毯子或墊子），將接地石置於雙腳之間，心輪石放在心輪中心，左右手各握著一顆石英晶柱。
2 將雙腳之間的接地石當作水晶能量的根源。閉上雙眼，想像這顆石頭正在開啟：土能量如藤蔓從中升起，爬上你的雙腿，進入心輪中心。你的內心有一朵蓮花綻放，而這顆石頭就在花心裡。
3 現在，想像石頭向左右手各伸出一根藤蔓。
4 睜開雙眼，感覺這股能量在心的內外流動，使自己充滿愛和光的水晶頻率。
5 深深吸氣和吐氣。你可以唸誦六字真言「唵嘛呢叭咪吽」，這句話是梵語，意思是「看哪！在蓮花心裡的寶珠」。這個步驟需持續至少七分鐘，或者直到你感覺你的心已經完全恢復。
6 當你準備好後，慢慢移除石頭，回復坐姿。

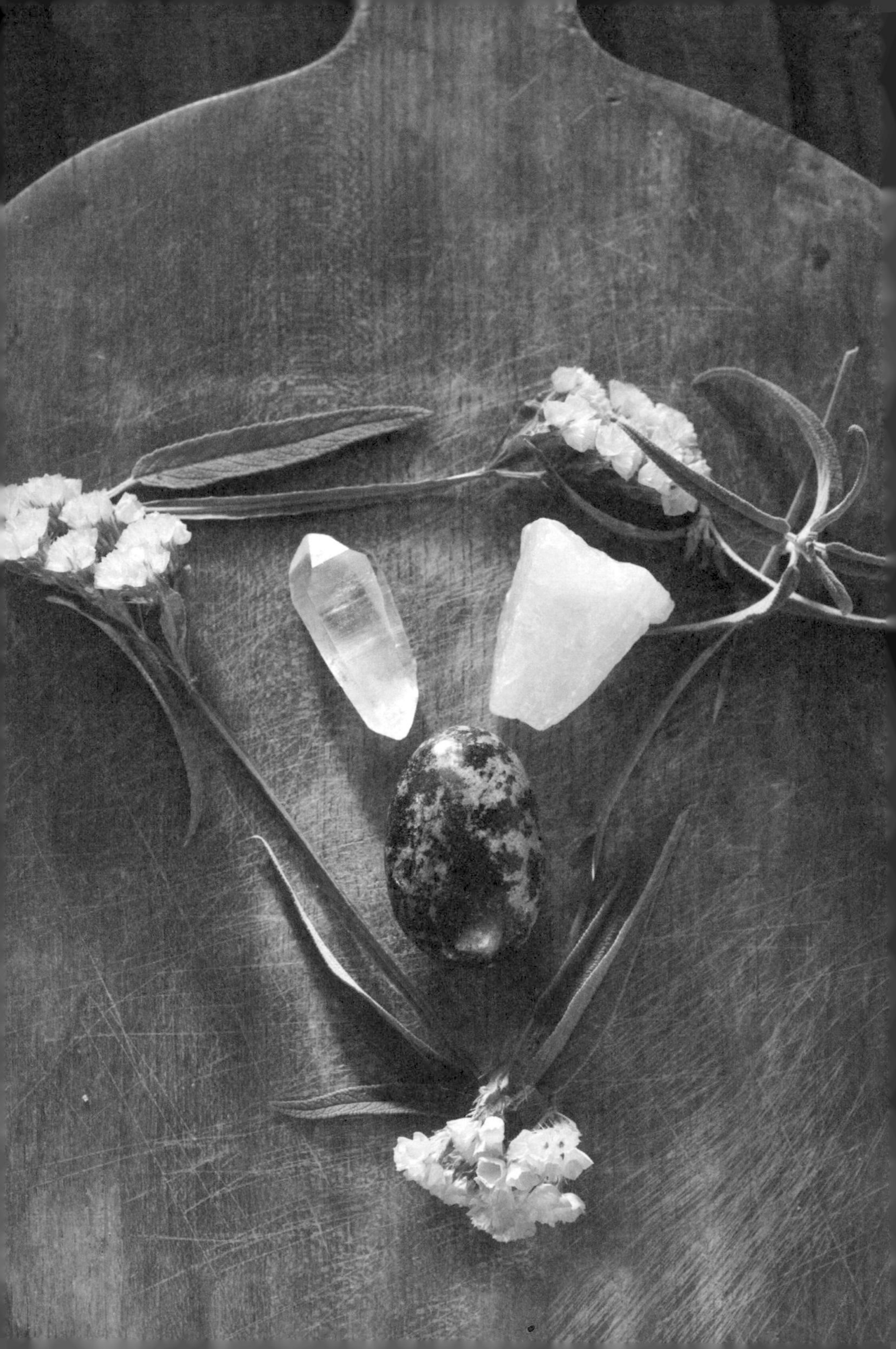

放手

這項儀式可以用來放下悲痛、鬱悶的心情，以及任何需要被釋放的阻礙或障壁，在緊鄰滿月前後的日子（前後兩天）舉行最有效。

你會需要三顆心輪石，其中一顆用於接地。找一個可將石頭擺在地面的空間，將它放在面前的地上；若你偏好坐在椅子上，可以將石頭置於桌面。

1 挑選一顆接地心輪石（薔薇輝石、石榴石或紅寶黝簾石）和兩顆心輪石（橄欖石、粉晶、方解石和菱錳礦都十分有效，不過你可以選用自己最喜歡的石頭。）
2 將三顆心輪石在面前排成尖端朝下的三角形，以接地石作為這個倒三角形的下端。
3 想像一道光柱從上往下照耀，穿過三角形的中心，以逆時針方向轉動。
4 深吸一口氣，讓這道光進入你心中受傷之處，或內心所承載的沉重事物。吐氣時，將這些事物送到轉動的光線中，讓石頭吸引這股能量向下，這些悲痛的事物將隨之沉入地底。
5 持續到你感覺已經完全解脫。讓光柱暫停後重啟，以順時針方向轉動。
6 想像這道光柱擴大，直到周圍所有空間都沐浴在光裡，你亦沉浸其中。
7 吸收愛的能量到你心中。

贈送愛的禮物

這項儀式多用於贈予他人水晶之時。你替水晶設定了對他人的目標意圖，使之成為一個效用強大的禮物。

1. 選定你想贈予他人的水晶，以安穩的姿勢集中注意力。將水晶握於接受手。
2. 閉上雙眼，做幾次深呼吸。在心中想像這個人。
3. 感覺你的頂輪開啟，想像聖光從天而降，讓這道光承載對那人最有益的意圖。記得，這意圖不是來自你的大腦或意志，而是來自聖靈。
4. 感覺光束灌注到你的頭頂，往下抵達心輪中心。
5. 握住水晶貼近你的心，想像你的心正放大這個意圖以導入石頭中。
6. 將另一隻手放在心上，封印意圖。
7. 深呼吸，等你準備好時睜開雙眼。現在，你可以將這顆水晶送人了。

消除障壁：神奇的沐浴儀式

有時我們會因為以往的創傷、有害的關係，或者其他對於心和情緒身的傷害而形成障壁。此儀式可消除這些情緒障礙。

最適用的水晶包含瑪瑙、方解石、月光石和粉晶，數量愈多愈好。滿月期間是舉行儀式的最佳時機。

1. 首先，注滿浴缸的水。關掉燈光，點燃幾根蠟燭。
2. 你可以在水中加入一些藥草，例如薰衣草或花瓣，也可加點精油或海鹽。按順時針方向攪動水。
3. 輕輕將水晶放在浴缸底，同時說出以下肯定語：「我為這缸水注入百分之百純粹的光與愛，以及可以溶解稀釋我情緒身中任何阻塞或障礙的力量。」
4. 進入浴缸，放鬆數分鐘，做幾次深呼吸。
5. 用合成杯狀的雙手舀水，澆灌到頭上，重複七次。
6. 接著說：「但願包含光與愛的水晶水洗滌我，我將阻礙交給大海處理。」
7. 躺回浴缸，取出水晶，將之擺在心口、腹部或任何感覺合適的部位。
8. 完成儀式後，小心離開浴缸，用潔白的毛巾或床單擦乾身體。弄乾水晶並置於月光下充電。

吸引愛：愛的磁石陣

擺設愛的水晶陣能幫助你向外傳播愛，同時亦吸引各種類型的愛。這項儀式最好在新月期間進行。

你需要七種不同的水晶以進行這項儀式。挑選一種水晶作為發電機（參看第20頁），你可以使用本章列舉的任何一種心輪水晶（參看第31頁）；白水晶晶柱也很適合。確保當中包含一顆顏色較深的接地石，例如薔薇輝石、赤鐵礦或黑曜石。

1 首先，定心凝神，將你的發電機握在心口。感覺它的能量擴散到心的四周。
2 做幾次深呼吸，以8字形將能量從你的心傳送到水晶。
3 大聲說出：「我以百分百神聖之愛的振動設定這顆水晶，但願它吸引愛到我身上，如同我給予愛那般。」
4 將發電機放在祭壇上（或是架子、桌子上）的清空區域。
5 將其他六顆水晶圍繞著發電機擺放，尖端朝外。
6 點燃一根粉紅或綠色的七日蠟燭，說出：「當我點燃這根蠟燭，我亦點燃我的目標。」
7 或坐或站在水晶陣前，想著你的目標並做幾次深呼吸，想像水晶陣的靈氣變大包圍你。將該目標置於心中，感覺自己的心被磁化，變得更易於接納。
8 幾分鐘後，深深吸氣、吐氣，雙手合十，說出簡單的感謝祝詞。

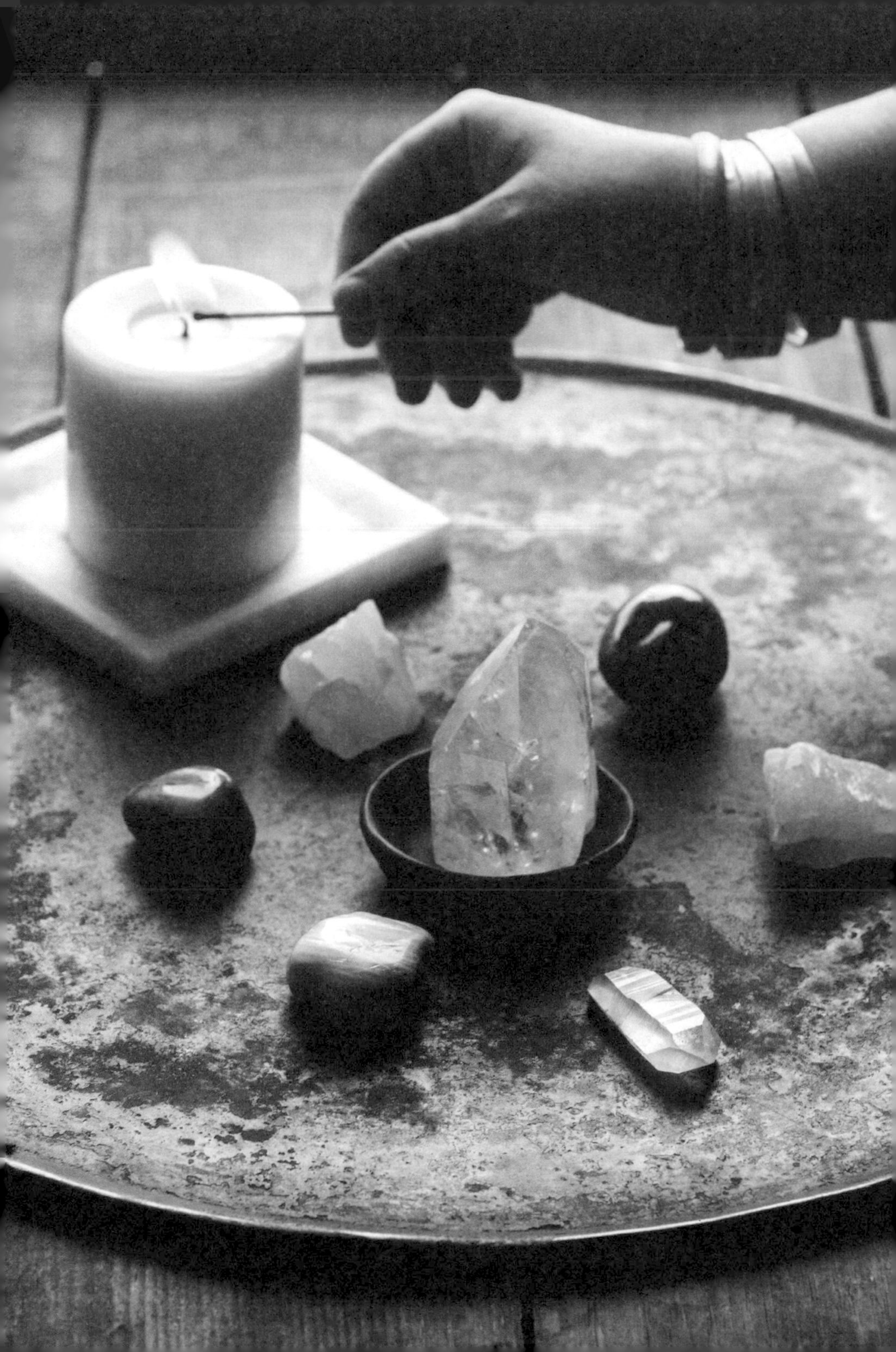

9 讓蠟燭持續燃燒到自然熄滅。如果你需要熄滅火燭，掐滅而不是吹熄它，回來時再重新點燃。每天花一些時間待在水晶陣前與之產生連結。
10 蠟燭完全燃盡後，你可以繼續留著水晶陣，想留多久就留多久。

愛的靈藥#9

這項儀式可以替水充電，儀式完成後，可用於飲用、噴灑房間或塗抹。灌注了能量的水能提振生活空間及你的心情，藉由愛之水晶精華從內滋養你。

你會需要一個玻璃瓶、一枝油性馬克筆、一小塊粉晶、月光石、白水晶晶柱和飲用水。

1 在晴朗的滿月夜，將玻璃瓶裝滿乾淨的飲用水。
2 在瓶側的標籤寫上數字9，這是月亮的神奇數字，旁邊則可加上你感覺合適的任何符號。
3 在瓶中放入小塊的粉晶、月光石和白水晶晶柱（如果你的水晶太大塊，放不進瓶子裡，可以改用玻璃罐，或者將水晶置於瓶子周圍）。
4 將瓶子放在月光下，說：「但願滿月的力量替這瓶水充電；但願它提升到最高、最有愛的頻率；但願它充滿水晶王國最大的愛之能量。」
5 將瓶子留在月光下過夜。

6 日出時，把水拿進室內。將瓶子握在心口，同時感謝月亮女神，說：「我確認這項任務完成，這是我誠心所願。」
7 現在這水可以使用了。你可以直接飲用，或者加幾滴到另一個玻璃杯或裝水的容器中。其能量不會被稀釋。

** 請注意：並非所有水晶放進水裡都能安全飲用。務必只使用此處提及的水晶。小心別將水晶吞下肚！*

發掘心之所向

這項儀式可助你探尋你的心，在你感到困惑或不確定時，發掘你真正的感覺和渴望。

1 挑選一顆側面有溝槽或凹陷的心輪石（參看第31頁的例子）。若是拋光或滾磨過的水晶，這可能屬於水晶形狀的一部分；若是未加工的水晶，這可能是共生的水晶被移除的結果，也被稱作鑰匙孔。
2 採坐姿進入冥想狀態，以最舒服的方式握住水晶，食指尖伸進它的溝槽。
3 閉上雙眼，深呼吸，讓這顆水晶充當心的窗口。
4 想像有一股能量從水晶流進你的指尖，一路往上傳到手臂，經過肩膀進到胸膛，直入你心中。
5 想像內心被真理之光照亮。

6 在光芒中，想像你渴望探索的任何人、事或情勢的形象。
7 感覺你的心和頭腦開啟，並說：「讓我看到真相。」
8 心無旁騖地注意自己當下的感覺。這會透露出你對於情勢的真正感受。
9 深呼吸，表達感謝並慢慢睜開雙眼。
10 再度使用這顆水晶之前，先以鼠尾草或聖木煙燻淨化之。

好好愛自己

這項儀式會幫助你愛自己、欣賞自己，建立你愛別人的能力與信心。

1 在你的心輪石（參看第31頁的例子）中，選出讓你感覺最愉快的那顆。
2 握住水晶貼近臍輪，說：「我是創造愛的人。」持續這個步驟幾分鐘時間，複誦這句話三次。
3 握住水晶貼近心輪中心，說：「愛流遍我的全身。」複誦這句話三次。
4 握住水晶貼近太陽神經叢輪，說：「我接受我的一切。」複誦這句話三次。
5 再次握住水晶貼近心輪中心，深呼吸，然後說：「我尊重且愛我自己。」複誦這句話三次。
6 全天隨身攜帶這顆水晶。當你需要提振自信時，不妨捏一捏水晶。

淨化：破除模式

這項儀式有助於放下執迷、相互依賴和有害的關係。

你會需要五種石頭來進行這項儀式：橄欖石、菱錳礦、煙晶、白水晶和葡萄石。滿月期間最適合開啟這項儀式，時間持續兩個星期。

1. 首先，是淨化自己和石頭的儀式：利用鼠尾草掃除家中停滯的能量並煙燻水晶。
2. 將水晶放在一小碟粗海鹽上。
3. 定氣凝神，雙手置於水晶上方，說：「我替這海鹽充電，消除任何不健康的模式或負面行為。」
4. 留置水晶過夜。
5. 隔天取用這五顆水晶，躺下來，將兩顆水晶分別置於腳底、一顆置於眉心、雙手各握一顆。深呼吸，閉上雙眼，感覺水晶將過時的舊模式從你身上去除。
6. 想像「放手」這句話。
7. 五分鐘後，說：「我釋放一切不適合我的東西。」
8. 五分鐘後，做三次深呼吸。如果你已經神遊，那麼回神過來。小心移除水晶，坐起身，喝一些水。將水晶放回鹽碟。
9. 每天重複進行這項儀式，直至下一次新月。在新月前的最後一天，將鹽撒到街上，說：「沒有人會因此受到傷害。」
10. 申明儀式完成。

舊情復燃

這項儀式用於啟動已經觸礁或黯淡的關係。

這個儀式會用到兩種高頻率心輪石，例如涅槃石英、粉紅雷姆利亞石英或紫鋰輝石。此外，你還需要一個有蓋的小木盒、一碗水、一片擦拭布、一件與你伴侶有關的紀念品（共享快樂回憶的照片、你保留的情書或你們一起看過的電影或音樂會票根……諸如此類）、紙筆以及一條緞帶。這項儀式最好在新月或上弦月期間舉行。

1. 首先採取坐姿，打開木盒放在面前，雙手各握住一顆水晶。閉上雙眼，深呼吸，想像你的伴侶。如果有任何抗拒、怒氣或負面情緒，輕輕地吸入這些情緒再加以釋放，讓水晶幫助你完成這個過程。
2. 當你感覺已做好準備，在水中輕輕清洗水晶，擦乾後放進口袋，並完成以下的步驟。
3. 將紀念品放進打開的木盒。
4. 在紙上寫下幾句關於你們初識的事，例如地點、時間或任何你記憶鮮明的細節。將紙放進盒中。
5. 花幾分鐘時間，回憶你明白自己愛上這人的時刻。回想這種感覺，寫下幾句感想，把紙放進盒中。讓這種感覺進入你心中。
6. 從口袋取出水晶。想像這兩顆水晶各自代表你們兩人，將之放進盒中。

7. 想像你們兩人的未來。花點時間寫下你夢想中兩人關係的隻字片語。要寫得正面、充滿生氣、有支持力和熱情。將紙放進盒中。
8. 深吸一口氣到心中，屏住氣息片刻。想像你的氣息化為愛的載具，吹進盒中。隨即關上蓋子，用緞帶綁起來。
9. 將盒子放在某個特別的地方七天。對盒子傳送好的能量、愛與光。到了第七天，讓你的伴侶來打開盒子。

建立發送器

這是讓兩個人一起進行的儀式，可鞏固兩個朋友、家人或伴侶之間既有的關係。

在有兩個人在場的情況下，你需要兩根晶柱和一顆心輪石（參看第31頁的例子）。

1 首先，兩人以舒適的冥想姿勢面對面坐著。你們可以坐在地板上，或隔著一張小桌子。
2 將心輪石放在與兩人等距的位置，這顆水晶將作為發電機（參看第20頁）。
3 使水晶的尖端距離發電機幾英寸，尖端各指向一個人。
4 想像頂輪開啟，當光束向下射入時，兩人同時吸氣。
5 吐氣，讓這道光穿越你，進入地心。
6 吸氣，使這道光回到你的心輪。
7 想像這道光從你的心向外照耀，穿過水晶發送器，到達另一個人那兒。利用你的呼吸，讓這道光以8字形方式移動。
8 在你心中來回傳送療癒。數字8代表尊重每個人的自由意志。讓它流動、給予和接納。水晶會鞏固並增進你們之間的連繫。
9 完成時做一次深呼吸，接著結束儀式。

七個單一步驟療癒法

這些簡單的步驟通常用於修補破碎的心，可以分別進行或一起進行。每當你有所需要時，都能利用這些簡單的儀式。

使用你最喜歡的心輪石（參看第31頁的例子）。

1 握著水晶貼近胸口，如果水晶有尖端，則尖端朝下。慢慢吸氣和吐氣。想像水晶使痛苦向下排出，同時從上方吸入光束。

2 在枕頭下放一顆水晶，讓它在你睡覺時幫助你。愛的能量支持著你，所有的不安皆向下流出。

3 佩戴水晶項鍊。可以讓水晶貼緊皮膚，靠近心輪的水晶有助於你在外工作。

4 帶著水晶到有水的地方。握著水晶貼近心口，讓它吸收你所有的悲痛，然後滿懷愛意將水晶投入水中作為供品。

5 在口袋裡放一顆水晶。每當你開始感覺難過或焦慮，用你的接受手握著水晶，輕輕地吸氣和吐氣，水晶將有助於你恢復平靜。

6 帶著水晶走進大自然，找個地方「種植它」。這種象徵性的放手，能帶來成長和新事物。

7 在房子四周建立迷你祭壇。把你最喜歡的愛之水晶放在你看得見的地方，周圍可擺放其他水晶。將迷你祭壇架設在每天都會注意到的特別位置，讓自己被無條件的愛與支持包圍以療癒你的心。

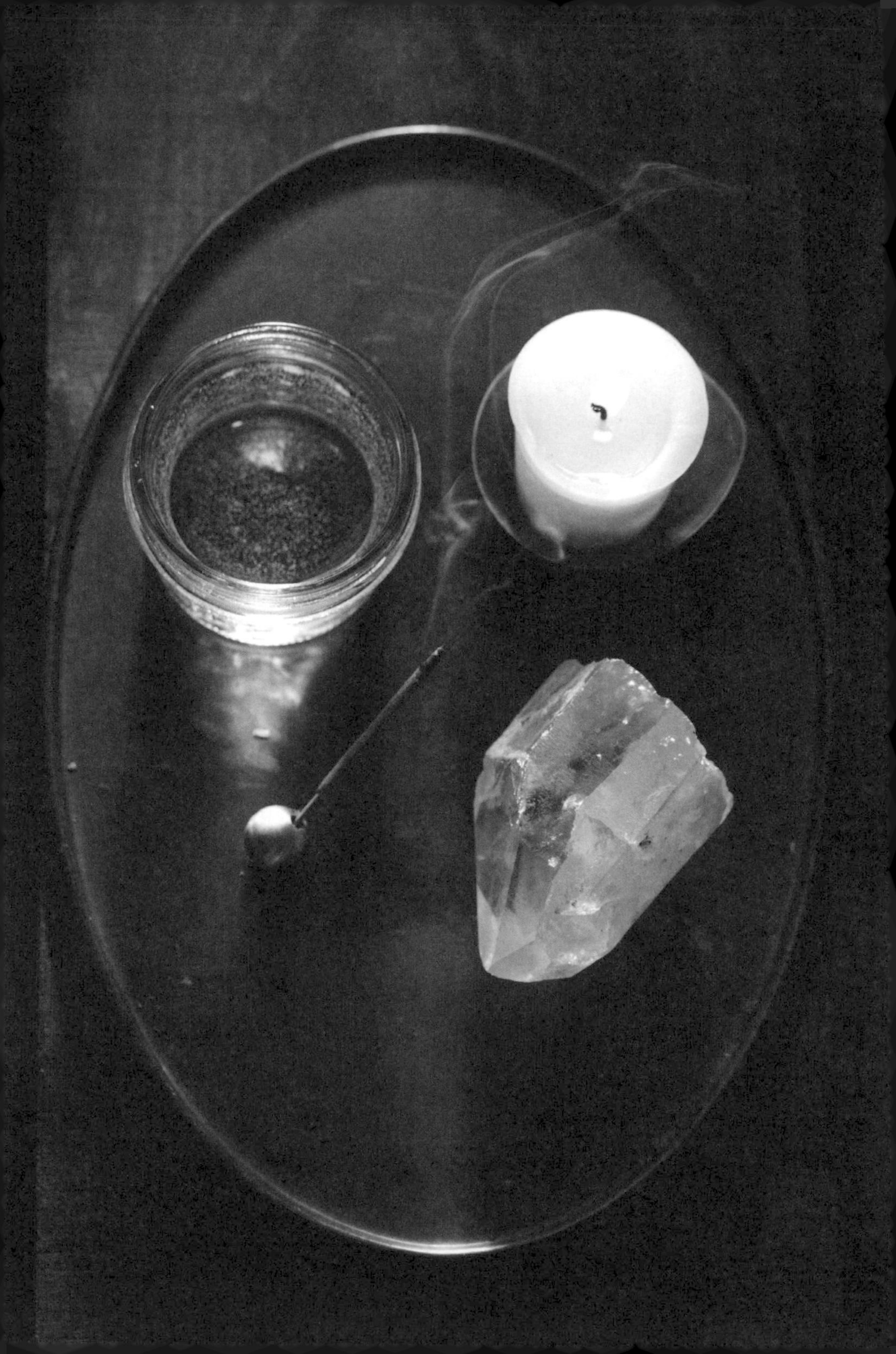

建立愛的祭壇

藉由納入五種元素，愛的祭壇能創造出強大的漩渦，使居所充滿神聖的愛之能量，亦可作為帶有目的之冥想焦點。

你會需要一杯水、香（錐香或線香）以及一根白、紅或粉紅色蠟燭，最後是一顆心輪水晶（參看第31頁的例子）。

1. 在家中找到一個可以設置祭壇的地方（毋須很大的空間）。
2. 按以下的說明架設祭壇。
   - 蠟燭在右後角落
   - 水在左後角落
   - 香在左前角落
   - 水晶在右前角落
3. 點燃蠟燭和香，說出以下祝詞：「火、水、風和土，神奇的元素，創造的工具。願我在內外上下四周，建立起百分百神聖的愛之能量。願聖靈與之連結。這是我誠心所願。」

散發愛

這項儀式可幫助你由內而外擴展無條件的愛之振動。如果每天練習，它會隨著時間變得愈來愈強大。首先練習步驟1至3，等到你感覺做好準備了，再進行步驟4，並加上另一個同心的循環。

適合這個用途的心輪石有粉紅雷姆利亞石英、粉晶和紫鋰輝石。

1 採坐姿進入冥想狀態，攤開兩隻手掌，各放上一顆水晶。如果水晶有尖端，在投射手的水晶尖端朝外；接受手的水晶尖端朝內。若水晶無尖端，則儘管以最合適的方式握住水晶。
2 放輕鬆，讓自己變得易於接納，感覺能量從一隻手流出，環繞全身，進入另一隻手。想像這是純粹的愛之能量，讓它在你周遭循環。
3 說出肯定語：「我是百分百神聖無條件的愛之存在。」
4 讓這股能量流動幾分鐘，直到你感覺全身充斥此頻率。
5 讓這股能量向外螺旋運轉，創造出包圍你的同心環。在環中，想像你最親愛的人，說：「我散發愛給最貼近我心之人。」
6 讓這個螺旋產生更大的環持續圍繞你。在環中想像更大的社群，說：「我散發愛給所有與我接觸的人。」
7 此時，可以讓螺旋再擴大，直至涵蓋整個星球，說：「我向外散發愛給地球上的所有生物。」

當你執行這項儀式時，你的心輪會更加開放並且隨之提升。此結果首先是個人導向，但終究會以愛自己為起點並向外擴散，宛如水面上的漣漪，傳送到全世界。

穿越大自然通道的愛

與大自然合而為一的感覺，將使你與自然之母給予子女無條件的愛產生連結。這項儀式有助於恢復所有細微身的健康，並助你感受到對地球家園更深刻的愛。

隨身攜帶水晶健行，到公園或大自然的任何角落，你肯定能發現某個安靜的空間，不妨在那裡坐下來與大自然王國融為一體。

1. 將水晶在身旁的地上擺成水晶陣。在此沒有所謂對或錯的排列方式，你可以運用自己的直覺擺陣，也可以手掌朝上各握一顆。
2. 閉上雙眼，深呼吸，清除雜念。召喚大地女神：蓋婭、狄蜜特、伊斯塔、女皇以及自然之母本尊。
3. 當你感覺做好準備，開始唸誦水晶療癒真言：「唵嘛呢叭咪吽」，意思是「看哪！在蓮花心裡的寶珠」。（按照傳統，真言需要複誦一〇八次。你可以用念珠計數，但我建議你只需持續唸誦，直到完全沉浸在真言裡，不再察覺到任何憂慮、分心、痛苦或問題）。

4. 當你感覺做好準備了，緩緩深呼吸，讓自己全然安靜地坐著，聆聽周遭大自然的聲音。這時你可能會想要躺下。如果你這麼做，那將是進行下一個儀式的好時機；你也可以在此表達感激，用以結束這個儀式。

心輪的六線形

六線形是心輪的象徵，在梵語稱作anahata。當你想創造為愛充電和以心為中心的法寶時，可利用這項儀式。必要時，你亦可隨身攜帶這個法寶，不使用時則放回祭壇。

在這項儀式中，你會需要七種水晶。這些水晶毋須一律為心輪石，但主要的水晶應該選自心輪石（參看第31頁的例子），粉晶是絕佳的選項。

你需要大約十二英寸乘方大的空間來擺設這個水晶陣。

1. 用三顆水晶排成尖端朝上的三角形，代表你想要上溯神聖之光與愛的源頭，同時也顯示出你欲與神聖統合（Divine Unity）連結的渴望。
2. 再用三顆水晶排出一個尖端朝下的三角形，象徵聖靈降入物質中。這是來自神聖源頭的顯化：源於最高振動的能量，最終向下灌注到物質界的產物。
3. 在你擺設的水晶陣中央，放上最後一顆心輪石。這顆水晶將成為法寶。想像它蘊含來自上下兩方的能量，可以使這顆水晶充滿能量。

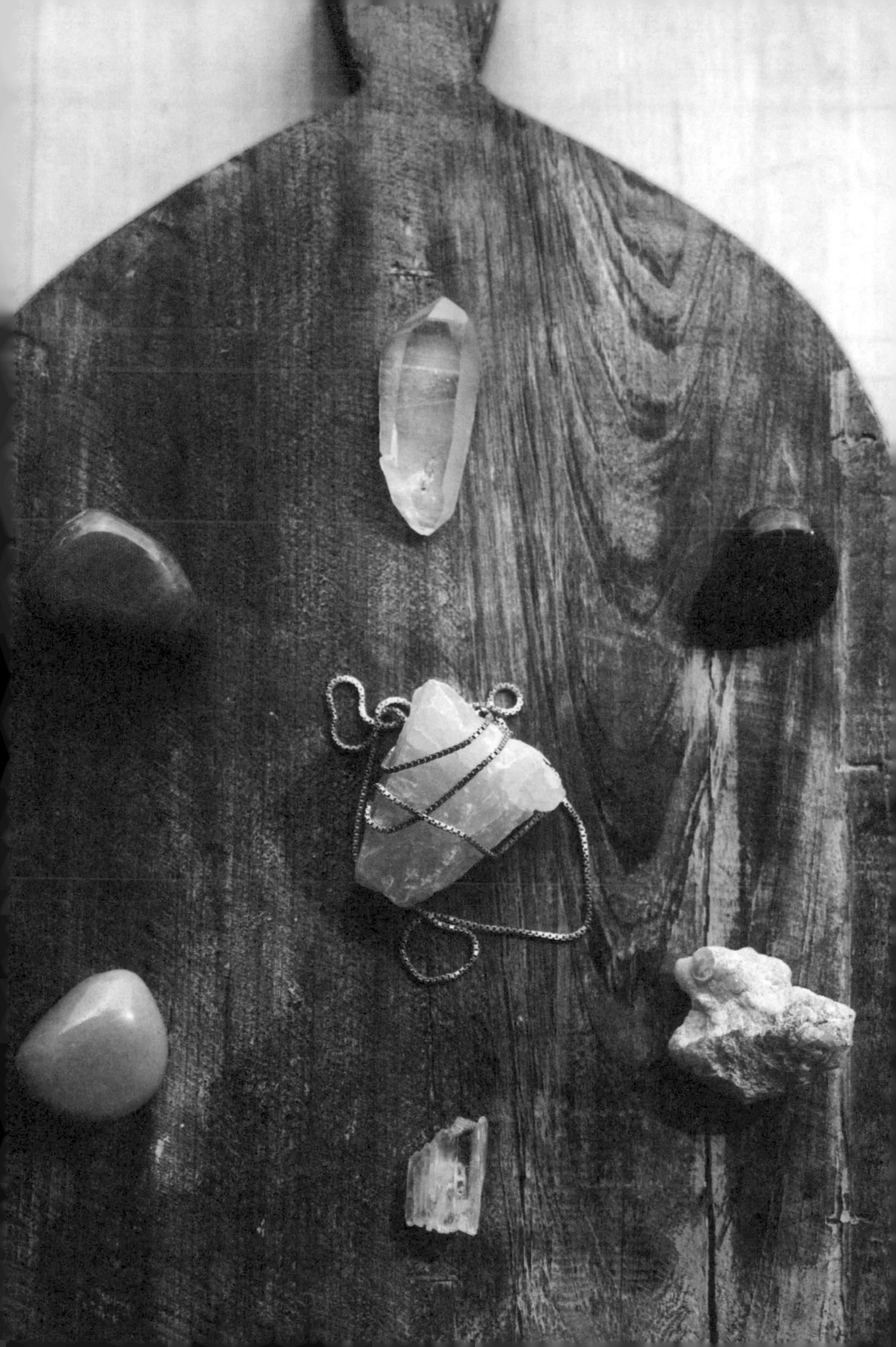

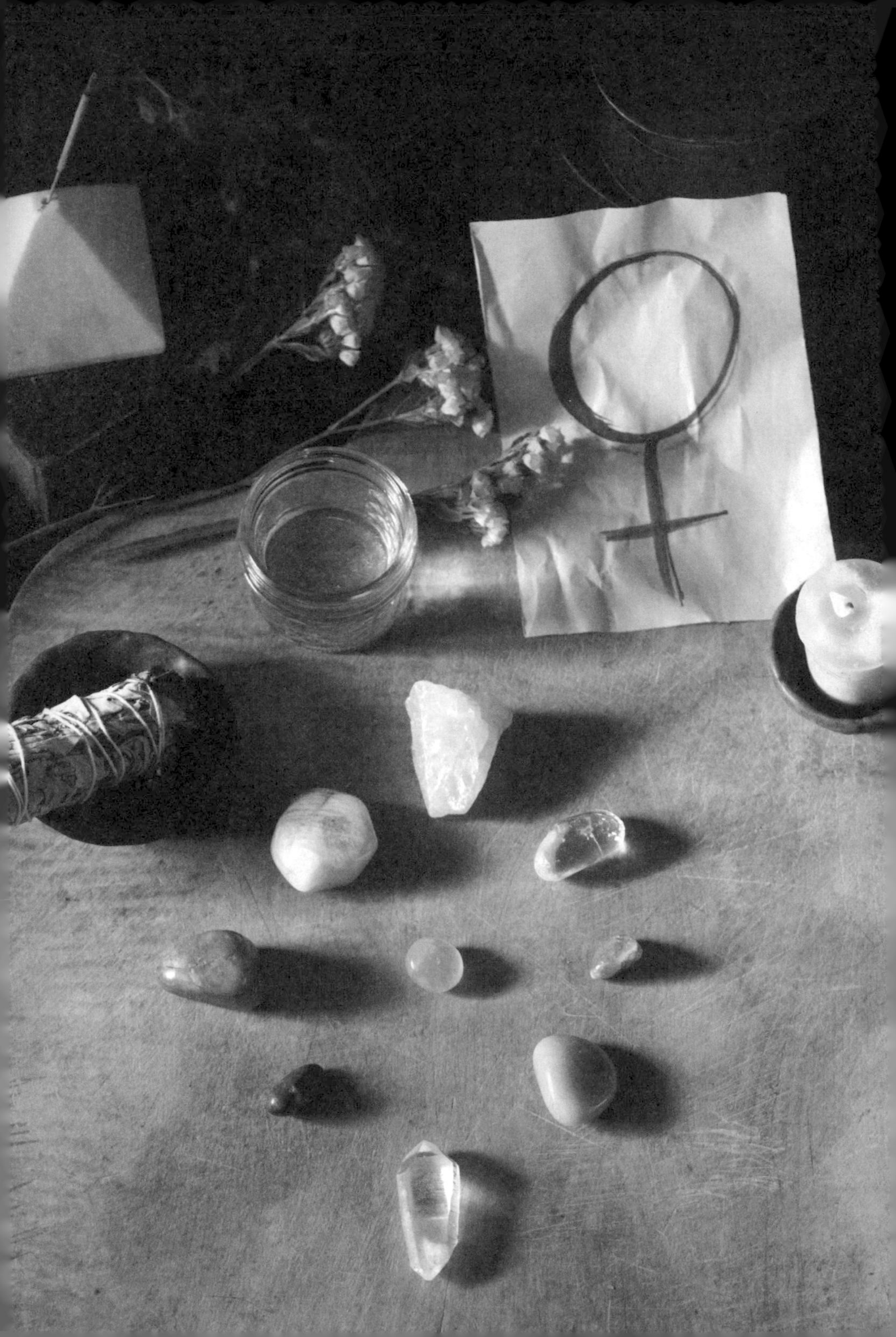

4 你可以將中心石留在原處，或者日日隨身攜帶；用它冥想、睡覺或送給心愛之人。
5 你也可以將其他物品放進這個六線形中，以其能量加持，包括名字、照片、首飾、小玩意兒，或你想為之灌輸以心為中心的任何物品。

祈請維納斯

身為羅馬的女愛神，維納斯長久以來一向被視為幫助人們獲得愛、戀情和生育力的神祇。這項儀式是用來祈求維納斯女神的協助，對你個人的冥想非常有幫助。

你可以在星期五舉行這項儀式，這一天是分配給維納斯的日子。

你需要粉紅、綠色和白色，或透明等等共八種水晶。任何一種心輪石（參看第31頁的例子），或者落在這個色譜中的其他水晶都適用。

你還需要用來煙燻的鼠尾草、合適的香（例如玫瑰、天竺葵或茉莉香）、綠色蠟燭、一杯水、花朵（如果有的話）、用來畫維納斯象徵符號的紙和筆（或者列印出來）。確保這個象徵符號至少有六英寸高。

1 首先，沐浴淨化你的能量，穿上乾淨的衣服並煙燻自己。
2 將畫著維納斯象徵符號的紙放在桌子或祭壇上，在圖的左邊擺上水杯，右邊擺蠟燭，香則置於後方的香爐。

3 用以下方式擺放水晶：四顆在圓圈的外緣，十字形的四端和中心各一顆。
4 如果你有準備花朵，將之排在水晶陣四周。
5 焚香，點燃蠟燭並且說：「我召喚愛、生育力與美之女神維納斯。請顯靈，幫助我散發相同的特質；幫助我傳播愛的頻率。告訴我，以更加滿懷愛意的方式生活之意義；教導我，如何無條件地愛我自己，同時又能吸引無條件的愛。我對這些賜福深懷感激。這是我誠心所願。」
6 花一些時間冥想，沐浴在你創造出來的光采中。

整全的愛

利用這項儀式可使你整體與愛之振動保持協調。這是一種對情緒身和乙太身進行深度療癒的儀式，讓水晶的療癒能量傳遍所有層面。

你會需要一顆接地石（參看第69頁的例子）和至少六顆水晶。菱錳礦、白水晶和月光石都是不錯的選項；其餘的水晶，至少要有三顆能與心輪共振。

1. 雙腿向前伸直，坐在墊子或毯子上。將接地石置於雙腳之間，如果這顆水晶有尖端，則尖端朝外。
2. 躺下來，將水晶放在兩側搆得著的地方：一顆置於臍輪（菱錳礦在此效果絕佳，但也可使用其他臍輪石），一顆置於頂輪上方的地面（將白水晶晶柱朝向自己），還有一顆置於眉心（在此可以使用月光石或其他眉心石）。
3. 最後三顆水晶——愛之石——其中一顆放在心口，兩顆分別放在攤開的手掌上。
4. 放輕鬆，讓你的身體成為所有水晶彼此連結的通道。想像光束從一個點連接到另一個點，感覺水晶愛之療癒的振動傳遍全身。
5. 讓自己進入深度冥想，待上二十分鐘時間。
6. 當你準備好離開冥想狀態，緩緩移動雙手和雙腳，取下眉心、心口和臍輪上的水晶。
7. 小心地慢慢起身，收拾頂輪上方和雙腳之間的水晶。
8. 從容片刻後，再投入當天接下來的事情。記得喝下大量開水。
9. 在下次使用前，要先淨化水晶。

啟動心輪

啟動是循環的第一步。無論是展開新關係、準備約會或將目前的夥伴關係推展至下一個階段，都可以進行這項儀式。

手中握著你的愛之水晶（參看第31頁的例子），採取讓自己舒服的冥想姿勢。就這項儀式而言，躺下來進行的成效較佳。

1. 做三次深呼吸，召喚水晶天（參看第12頁）；召喚你的最高指導者。
2. 看看能否感覺到指導者的存在。一旦感覺到了，便開始進行以下想像。如果你不介意，可以讓他人唸讀下列內容。

   溫暖的玫瑰色光芒聚積在你的雙手，你感覺到粉紅的光上升到兩隻手臂。這是水晶的粉紅療癒光。

   光束上升到手臂，越過肩膀，移向你的胸膛。兩道光在你的心交會，讓你心中充滿粉紅光芒。

   有意識地想像你的內在聖殿，這是你的內在神聖空間。粉紅光芒從西邊的祭壇散發出來，充盈整座聖殿。

   祭壇上方的窗戶開啟，和煦的微風吹進了殿堂。

   祭壇的杯子滿溢出淨化、滋養人的神聖之愛和光之精華。

   光芒在你心中累積，你逐漸感覺到它流出你的心，透過血管向外傳播，觸及你，流經全身。光束繼續向下流向你的雙腿，進入手指和腳趾，自此再往回流。

當你呼吸時，這道療癒的粉紅光將流遍所有層面，進入你身體的每一個分子。

讓這道光束擴展到你的肉身之外，充滿你的靈魂身，散發到皮膚表面一英尺外，往各個方向流動循環。

片刻之後，將焦點轉回心輪中心。將光束投向此時需要療癒的任何人、任何地方、任何事物或任何情況。

現在，讓注意力回到你的心輪中心。此刻你的心已經完全復原。

3 對自己申明：「我是百分百神聖的愛之存在。這是我誠心所願。」

4 做幾次深呼吸，同時將意識拉回你的身體。慢慢開始活動，當你準備好時，小心地起身。

5 暫停片刻，安定平靜地表達謙卑的感激。

財富、富饒、目的以及能實現個人抱負的職業：這是大多數人一生追求的事物。要得到這些事物的訣竅在於努力工作，保持正確的心態，與豐盛和成功的頻率達到諧和一致。本章所述的儀式將告訴你如何達成這個目的。

CHAPTER 3

金錢

追求財富、事業與富饒的儀式

74 機會之門
75 重新調整
76 感激祭壇
77 製作金錢樹
78 種植招財水晶
79 完成工作的合適工具
80 持久不衰
81 繁榮磁鐵
83 動機與生產力
84 清除路障
86 點亮燈籠
87 職場和諧與團隊合作
88 提升自我價值
89 招財法寶
90 富饒之神
92 分享財富
93 找尋繆思和良師
94 減少債務
95 輕鬆規畫組織
96 尊重價值觀

這些自我要素皆集中在太陽神經叢輪——自我的核心，即胸腔正下方胸骨基部的位置。正如同太陽是太陽系的中心，太陽神經叢輪是你的個性與自我的中心。在此你會發現你的內在羅盤，有效地指引你的行動。

擁有健全的太陽神經叢輪，意味著清楚明瞭自身價值觀和優先順序。太陽神經叢輪是你正直、自尊和相信自己的中心。當這些特質被凸顯出來，你便有能力創造夢寐以求的人生。當你能自信地展現價值觀，而周遭的人也能明白時，你便能轉而吸引到你需要用以實現目標的事物。

利用與太陽神經叢輪共振的水晶，可以喚醒你真正的潛能。此類水晶有助於清除懷疑、恐懼、自我憎恨和懶惰的頻率。太陽神經叢輪石可喚起動機、衝勁和抱負，這些是健全自我的要素。平衡的核心也能確保你的目標建立於正當和正直的基礎上，而非出自貪婪或對權力的不當渴望。維持豐盛和滿足感的真正關鍵在於感激。

本章中的某些儀式有助於療癒太陽神經叢輪的失衡，讓你重建健全的核心。在這些儀式中所使用的水晶大多是吸收石，顏色落在黃色色譜。一旦消除障礙，恢復平衡後，你可以繼續進行運用放大石的儀式，此儀式可協助你成長、向前邁進以及實現目標。綠色是成長的顏色，綠色水晶有助於你變得更富饒也更有成效；接地石能幫助你勇往直前，朝未來的計畫前進。

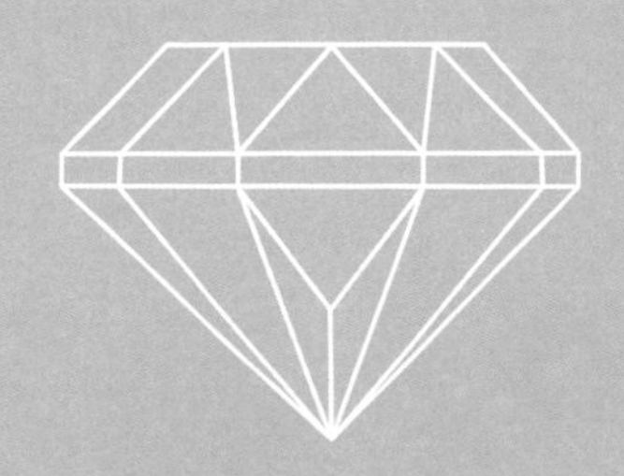

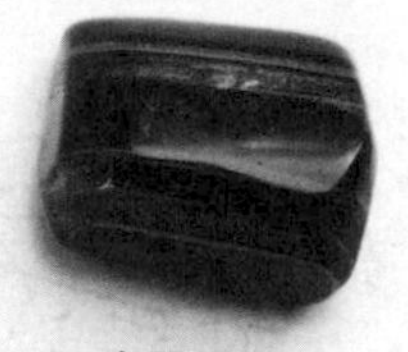

虎眼石

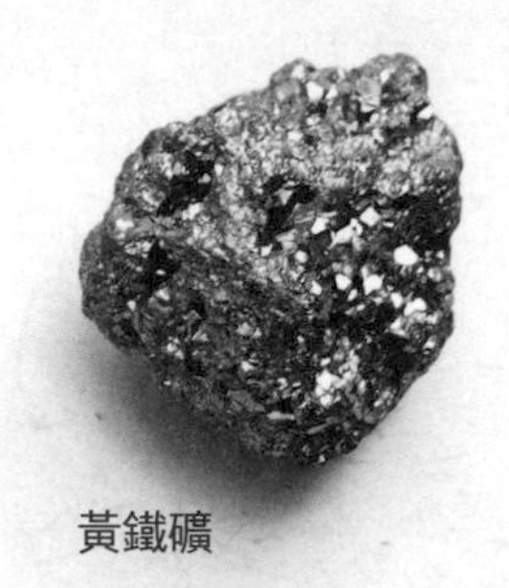

黃鐵礦

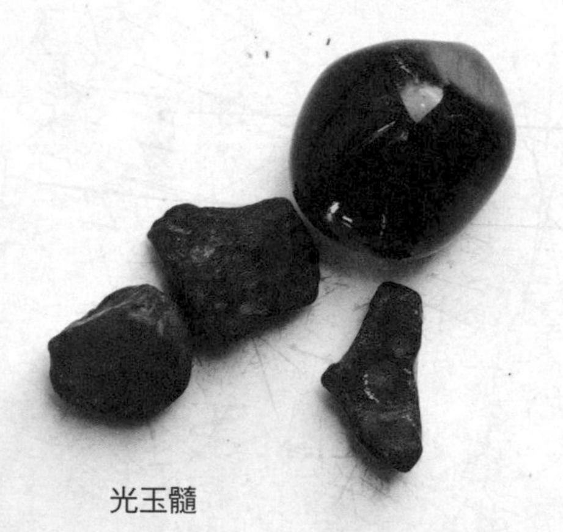

光玉髓

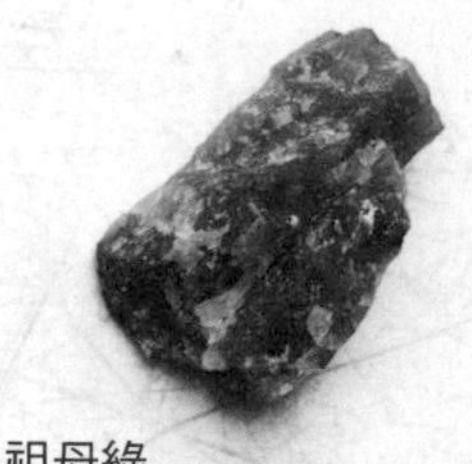

祖母綠

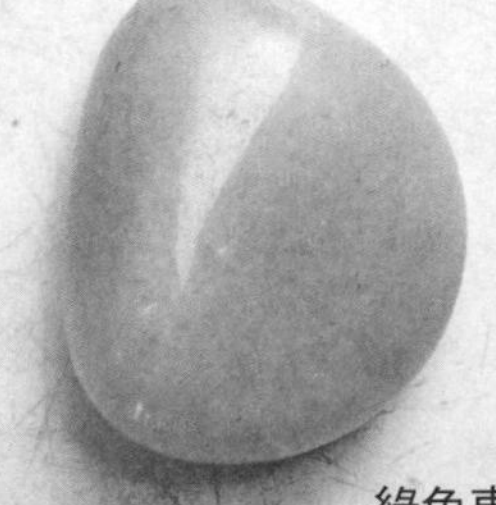

綠色東菱石

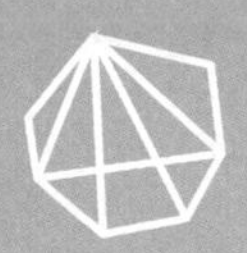

招來財富與富饒的
太陽神經叢輪水晶首選

虎眼石

虎眼石能同時作用於所有脈輪，是強化個體感且有助於發展的石頭。虎眼石是轉化石，不僅能讓你變得更好，同時又不忘忠於自我。

黃鐵礦

黃鐵礦也稱作愚人金，是火象的磁石，不僅有益於招來合適的資源、吸引需要的事物，也能使不需要的事物轉向，降低你分心的可能。

祖母綠

祖母綠是維納斯的寶石，長久以來一直被視為與財富和生育力相關。春天是大地恢復生機，百花綻放的季節，而祖母綠呼應著這一股能量。當你想要為舊的夢想注入新生命時，可以佩戴祖母綠。

光玉髓

這種紅、橙和乳白色帶有紋路的玉髓，極適合用於放大能量。當你需要額外的動機時，可以佩戴光玉髓；亦可將之置於臍輪，促進創造力的流動。

綠色東菱石

東菱石因其綠色的變化，被視為與運氣、繁榮和累積財富有關的石頭。東菱石可提供能量，為你的努力帶來活力。整天攜帶東菱石，有助於你保持積極的看法。

剛巴巴碧玉

剛巴巴碧玉又稱作鱷魚碧玉，有助於維持進展，讓你守住賺到的錢財。如果你感覺可能漏財，接地的綠色碧玉有助於固守財富。

日光石

日光石閃耀著銅粒的光采，常用於維持樂觀的態度。握著日光石貼近太陽神經叢輪，有助於衡量選擇和做出重要決定。這種水晶的頻率可助你做出更明確的抉擇；日光石也有助於設定未來的目標。

孔雀石

孔雀石的綠色紋帶層層疊疊宛如鐘乳石，顯示出孔雀石在堅實的基礎上成長。當你想要追求長期穩定的成長時，孔雀石是最適合的石頭。

黃色方解石

黃色或金色／蜂蜜色方解石是溫和的吸收石，適合清除阻礙富饒的障礙，亦可清除太陽神經叢輪的障礙。你可以握著石頭貼近該部位，深呼吸數分鐘，完成後用冷水沖洗石頭。

黃水晶

知名的顯化水晶，也稱作商人石。黃水晶是所有散發太陽金色光芒的石頭中最強而力的，也是最強大的太陽神經叢輪啟動器。將它放在手邊能助你提升目標和實現結果。

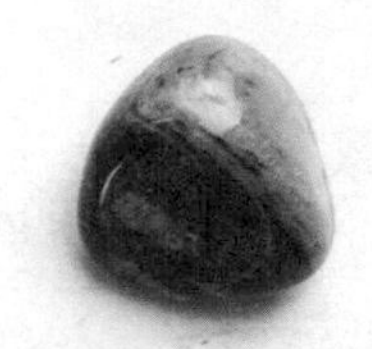

剛巴巴碧玉

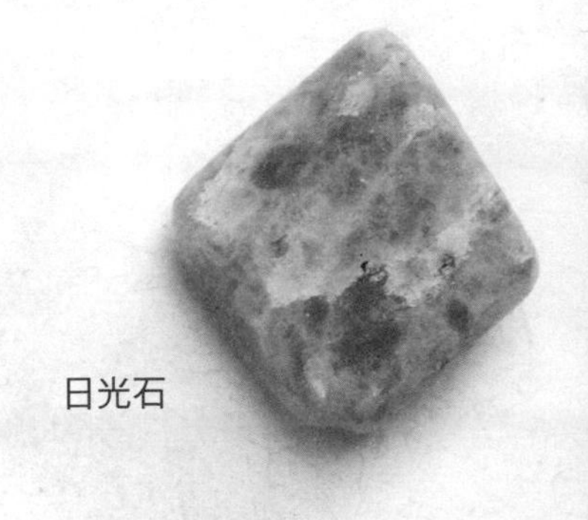

日光石

孔雀石

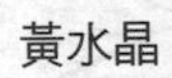

黃水晶

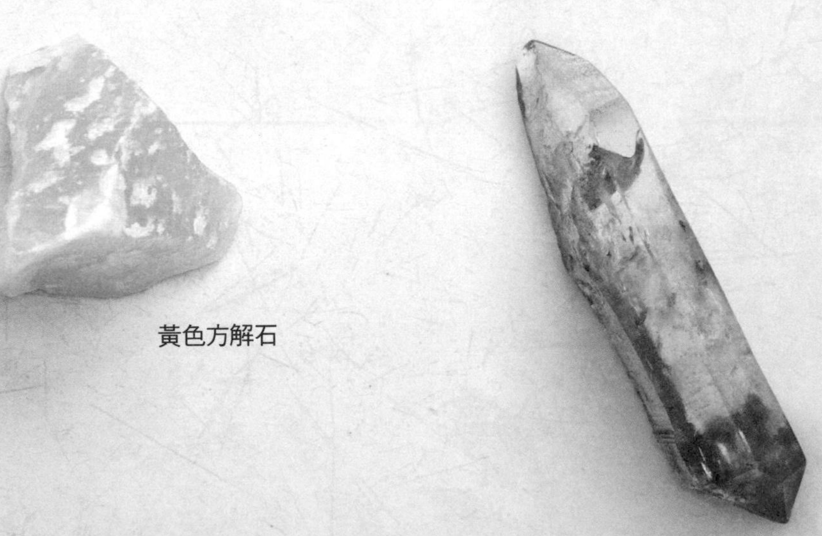

黃色方解石

苔紋瑪瑙

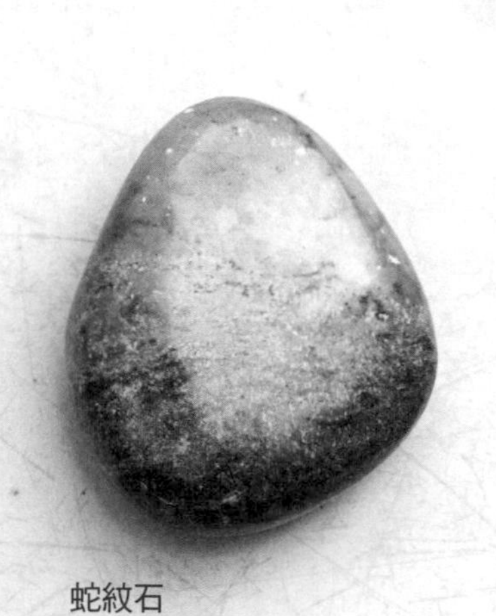

蛇紋石

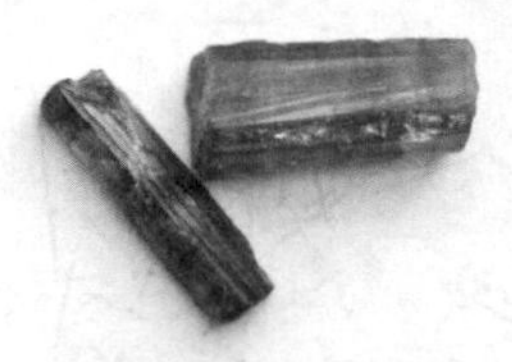

綠色電氣石

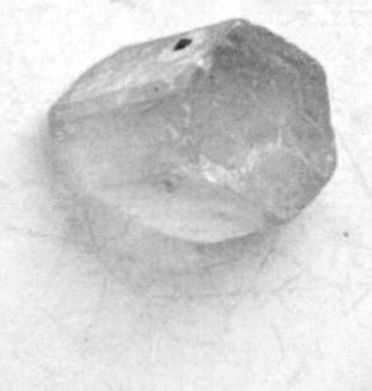

黃色磷灰石

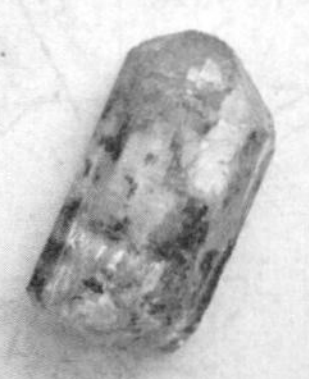

黃色螢石

苔紋瑪瑙

苔紋瑪瑙乍看之下像綠色的石頭，但對著燈光可以看到其中彷彿有迷你小型盆栽。苔紋瑪瑙模擬大自然，內部貌似苔蘚的植物其實是透明或乳白色的石英。若你想要拓展生意、人際網路或資金，可以攜帶苔紋瑪瑙。

蛇紋石

成功之路並非一條直線，而是彎彎曲曲，有起有落的。有時我們會需要他人的協助，以越過障礙或繞過障礙。蛇紋石教導我們保持流動和彈性的道理，在前進的同時找到繞過障礙的途徑。

綠色電氣石

綠色電氣石具備極高的振動，是吸引力和成長的啟動器。綠色電氣石有助於阻擋負能量，將你的目標提升到高於你所期待的境界。使你擬定更多元的行動方案。

黃色磷灰石

成就感與成功對每個人而言皆有不同意義，同時也受到個人天賦和才能的影響。黃色磷灰石使你顯露天賦，對外展現出獨特的價值觀，助你吸引反映出這些價值的事物。

黃色螢石

螢石是相當適合用於保持專注和組織事物的石頭。當你想要非常直接地對外表達自我，這絕對是達成目標的首選石頭。

機會之門

這項儀式可以在你打開一扇門的時候，為你帶來繁榮的能量。

你會需要一個小布袋（棉布或絲質的布袋效果較佳），以及十一枚包含數種顏色的錢幣（你可以按照喜好挑選其他國家的錢幣）。挑選年分數字加總為六的錢幣，將使這項儀式尤其有效，因為那是關於太陽與平衡的數字（例如：1986、1995、2004、2013）。

就水晶而言，小塊的東菱石、孔雀石、黃水晶和祖母綠都是上上之選。你也可以使用白水晶來放大這些特性。

1 清洗並擦乾錢幣，接著用鼠尾草煙燻。
2 將水晶放在日光下三十分鐘充電。
3 將錢幣和水晶一起放進布袋。
4 選擇一扇朝內開啟的門，將袋子綁在內側的門把上。
5 每當你開門，便會聽見錢幣和水晶叮噹作響，使你有意識地認明這件事。此時請說：「我開啟通往繁榮的大門，歡迎繁榮入門。」
6 在每個月的最後一天，取出錢幣和水晶，放在祭壇或太陽下充電一天。接著將之放回袋中，重申你的目的。

重新調整

當你想要改變運氣、破除阻礙富饒的模式和心態，或重新配合新的態度和前景時，可以利用這項儀式。進行這項儀式的最佳時機是每個月的第一天。

要進行這項儀式，你會需要一顆吸收石，例如黃色方解石或黃色螢石，以及一顆放大石，例如日光石或黃水晶。

1. 上床睡覺之前，先查看居住地的日出時間，設定鬧鐘讓你在日出時起床。
2. 將放大石置於祭壇或充電水晶陣（參看第109頁）過夜。
3. 將吸收石放在你的枕頭下，讓它在你睡眠時的潛意識中運作，消除心理障礙。
4. 入睡之前，說出以下肯定語：「願我釋放妨礙拓展富饒能力之任何不健康、停滯或負面的模式；願我創造之空間能帶來嶄新的日子，以及全新的模式。」
5. 日出時，從枕頭下取出石頭並清洗乾淨，放在祭壇或水晶陣充電。帶著已經充電的另一顆水晶，找個地方坐下來，面對地平線靜看日出。
6. 握著水晶貼近你的太陽神經叢輪。深呼吸。
7. 想像旭日的能量注入你的太陽神經叢輪中心，沿著能量子午線向外擴散，從內而外強化你，指引你新的生活方式。
8. 說出以下的話：「我準備好讓我的意志與神聖意志協調合一。」
9. 在這個冥想狀態停留至少十分鐘。當天之後的時間，你可以隨身攜帶這塊石頭，以便對工作保持專注。

感激祭壇

想要迎接富饒的祝福，保持專注與感激是一種極好的方法。舉行這項儀式的最佳時機是滿月期間。你會需要各種元素：火、土、風和水，按其黃道帶順序。

你可以使用你最喜愛的任何一種太陽神經叢輪石，此外，你還需要黃色或金色蠟燭、紙、筆和鮮花。

1. 在家裡的中央找個地方設置祭壇，確保周遭沒有淩亂的東西。
2. 火：將蠟燭置於中心。
3. 土：將水晶置於蠟燭四周。如果水晶有尖端，則尖端朝外。
4. 點燃蠟燭，說：「當我點燃這根蠟燭，我照亮了我必須感激的一切祝福。」
5. 風：取紙筆寫一封給宇宙的感謝信，列出你感激的事物。把信墊在蠟燭下。
6. 水：將鮮花放在蠟燭四周，作為獻給聖靈的供品。
7. 感覺這股能量向外散發，充滿你的家。
8. 保留祭壇直到蠟燭燒盡，期間如有需要亦可掐滅燭火，回來時再重新點燃即可。

製作金錢樹

錢不會長在樹上，但植物確實代表生長和結果。你可以將植物納入這項儀式中，以支持你的生意、計畫或投資，甚至是資源的擴展。

合適的石頭包括蛇紋石、剛巴巴碧玉和苔紋瑪瑙。這項儀式最好在春天開始的時候舉行。

1. 首先，挑選一株健康的室內盆栽植物。這可以是你已經擁有的植物，也可以是買來的新植物，或從種子開始種的植物。
2. 將水晶置於植物的基部。你可以把水晶輕輕壓進土裡，但不要接觸到植物。
3. 定期澆水，確保這株植物可以獲得充足的陽光。你也可以在澆水器裡放一顆黃水晶或綠色東菱石，為水注入顯化的能量。
4. 一旦發現枯葉需立即摘除。
5. 以這株植物為師，它能幫助你更深入了解生長和繁榮的意義。
6. 如果你有碎裂的水晶，也可以加入這株金錢樹。植物並不介意水晶是破損或完美無缺。水晶是地球上有價價的礦物，不管有沒有缺口或裂隙，都會與相同頻率的振動共振。

種植招財水晶

針對你想要獲得助益的事件，挑選出合適的水晶。無論是哪一種水晶，通過這項儀式後皆有助於招財。

1. 首先，將水晶握在你的接受手。深呼吸，進入冥想狀態。
2. 讓自己接收這顆水晶的能量共振。感受這股能量上升到你的手臂，進入心輪中心，然後下降到太陽神經叢輪。
3. 從你的核心回傳能量給這顆水晶，讓這股能量交換循環數分鐘。在此期間與石頭達成協議：「我申明這麼做符合最高利益，以有益的繁榮為目的，讓我能更充分服務自己與他人。」
4. 現在，設定你的水晶。將水晶換到慣用手，說：「我以財富和繁榮的頻率設定這顆水晶。我設定這顆水晶能自我淨化，排除周遭的負能量。我設定這顆水晶為了最大的利益，將盡其所能散發這些頻率。這是我誠心所願。」
5. 接著將水晶置於合適的地方：
   - 黃水晶：錢包裡。
   - 紅寶石或祖母綠：收銀機裡。
   - 黃鐵礦：小費罐裡。
   - 苔紋瑪瑙：撲滿裡，或任何對你而言象徵存錢的容器。

完成工作的合適工具

有時候，你努力想達成某個目標，卻不知該從哪個角度切入。在這項儀式中，你可以透過水晶進行占卜，找尋方向和靈感。

你需要一個布袋（大到足以伸手進去，但無法看透裡面的東西），以及六種水晶，每一種都會分配到特定方位。下列是我的建議，但你可以使用其他水晶，或更改措詞以符合你的需求。

綠色東菱石：「當我求助可信任的建議時，請指引我。」

黃鐵礦：「請幫助我保持積極，使我成為幫助別人的積極影響力。」

黃水晶：「請幫助我突破障礙、越過困難並繞過阻撓。」

剛巴巴碧玉：「請應允我堅持到底的耐心，讓事情順勢發展。」

日光石：「請賜給我在這世界上散發光采的勇氣，讓我勇於分享才能和想法。」

黃色方解石：「請幫助我成為稱職的聆聽者，協助我關注周遭的重要跡象。」

1. 淨化你的水晶，並放在陽光下半小時充分充電。
2. 給每一顆水晶幾分鐘時間，握在你的接受手，複誦與之相關的話語數次，想像自己做出那種表現。
3. 直到每一顆水晶都完成上述程序，你也想像過這六種情境後，將水晶放進袋中。

4 將袋子放在祭壇或充電的水晶陣（參看第109頁）。

5 隔天早上，拿著袋子並集中注意力，深呼吸，想像你現在的目標。

6 說出：「我召喚我的最高指導者，幫助我明瞭展開行動的正確方式。」

7 從袋中抽出一顆水晶，那將是你用來度過這一日的態度。將它放進口袋作為提醒。

8 一天結束時，將水晶放回袋中，置於祭壇或水晶陣中過夜充電，隔天重複相同的過程。

9 重複這個程序七天，每天記錄結果。花時間釐清有效果的做法能教導你什麼。記得為正面的結果表達感激。

持久不衰

吸引富饒是一回事，但要確保財富不會從指縫間溜走而倏來倏去，又是另一回事。這是一種接地儀式，好讓你已經投入了時間、能量或金錢的事物能持久。

最適合用於進行這項儀式的石頭是剛巴巴碧玉，或其他任何綠色或黃色碧玉。你需要利用土能量（參看第8頁）來淨化水晶或為水晶充電，因此你會用到粗海鹽和鬆散的藥草，例如迷迭香、紅三葉草或甜草。你自行蒐集的藥草力量會更強大。

1 取一些粗海鹽放在小碟子裡，將你的水晶置於海鹽上過夜。海鹽可消除並中和任何低振動能量。

2 隔天，將鹽倒掉（最好丟到屋外），同時說：「此事對任何人無害。」
3 在同一個碟子裡，鋪設藥草床安置水晶（放上足夠的鬆散藥草即可）。讓水晶留在原處過夜充電，吸飽療癒的土能量。你可以重新使用這些藥草，繼續替這顆水晶充電。
4 現在你的水晶已經過淨化和充電，可以放在你需要維持進展的任何地方。例如：
   - 帶去工作面試。回家後將水晶放在面試官的名片上，或該公司的其他象徵圖案上。
   - 在進行某項計畫時，隨身攜帶這顆水晶，提醒自己要堅持到完成為止。
   - 當你收到某項工作的金錢報酬後，取出一小部分（可以小至一塊錢），將它墊在這顆水晶下。讓水晶助你累積收入，同時也可激勵財富源源不絕地進來。

繁榮磁鐵

這項儀式使土元素、磁流和磁能線的能量達到最大，可創造出強力的富饒磁鐵。

在此可使用任何一種綠色水晶。切磨成方尖碑、發電機（參看第20頁）或塔狀的水晶，尤其強效且具有磁力。

你還需要一根綠色蠟燭、一個小鈴鐺、若干錢幣（如果情況允許的話，還需要紙鈔），以及象徵個人繁榮與好運的物品。

1 找出家中或辦公室的東南角，這是與繁榮有關的方位。如果家中這塊區域無法進入或不合適，也可利用某個房間的東南角落。

2 清除任何凌亂的東西，將這個空間打掃乾淨。利用鼠尾草或聖木提升能量，因為負能量有時會被阻塞於角落。這時務必要打開門窗。

3 將蠟燭放在紙鈔上，錢幣置於其周圍；綠色水晶則擺在蠟燭和錢的四周。如果你的水晶比較大塊，將它放在前面，確保尖端朝外。

4 將其餘的幸運物置於蠟燭和鈴鐺周圍。搖動鈴鐺，喚醒你的水晶。

5 點燃蠟燭，說出以下的句子：「當我點燃這根蠟燭，我點亮了通往好運、成功和繁榮之路。願我吸引合適的資源、人和機會；願我心懷榮幸與感激，接受這些祝福。願我慷慨大方，利用這次工作成果，為世界帶來更大的利益。這是我誠心所願。」

6 每天花一些時間認清和重申你的目標。確保這塊區域沒有任何灰塵或雜物。維持這個擺設的時間，可隨你的心意而定，或者至少持續一個月亮週期（二十八天）。

動機與生產力

當你需要提升能量水平和獲得動機時，可以利用這項儀式。

你會需要一顆光玉髓和一顆黃水晶。進行這項儀式的最佳時機是介於新月與滿月之間的上弦月週期。

1. 在展開一天工作之時，或著手當前計畫之前的十分鐘進行這項儀式。
2. 採坐姿冥想（參看第15頁），做幾次深呼吸，專注於當下。
3. 握住黃水晶貼近你的太陽神經叢輪；握住光玉髓貼近臍輪。
4. 想像火光集中在你的水晶。
5. 一面呼吸，一面想像光束以8字形在水晶之間移動。當你吸氣時，從光玉髓那裡吸收光，送往黃水晶；吐氣時，想像光下降，完成8字形移動。
6. 隨著每次吸氣，感覺這道光束帶來的生命力，強化自己的核心，且向外貫穿身體的子午線。
7. 對自己說：「我全神貫注，我有能力，我為這天做好了準備。願我踏出最正確的腳步；願我善用時間；願我傳送我的能量，產生豐碩的成果。」
8. 想像你已經完成目標。從此刻開始，讓自己看見通往終點線的捷徑。
9. 十分鐘後，隨著最後一次深呼吸，進到你的太陽神經叢輪，接著展開工作。你可以把這些水晶放進口袋，提醒自己保持在正軌上。

清除路障

當我們害怕成功或潛力，我們內在的破壞者便會成為最大的敵人。你可以透過這項儀式釋放恐懼和自我破壞，重建自我價值與自信。

你會需要四顆太陽神經叢輪石來進行這項儀式。黃水晶、黃色方解石、黃鐵礦和黃色磷灰石是不錯的選項。此外，你還需要火柴、一個耐熱碗、一小張紙（四分之一頁即可）和筆。

1. 在戶外找一個能舒服坐在地上的地方。花幾分鐘時間集中注意力，將你的工具攤放在眼前。做幾次深呼吸，閉上雙眼，傾聽你的內在對話。
2. 在紙上寫出妨礙你表現自我價值的所有字句，以及讓你感覺不如人的任何事物，諸如你曾遭受的任何侮辱或者咒罵。接著寫下你曾用來描述自己的負面字眼。
3. 將紙對摺，上面放一顆水晶。
4. 在你的背後放一顆水晶，說：「我的過去不能定義我。」在你的左邊放一顆水晶，說：「沒有任何關於我的假設能阻止我。」在你的右邊放一顆水晶，說：「我的現在不能限制我。」
5. 將第四顆水晶從紙上取走並放在面前，說：「我的過去只會使我變得更堅強。但願他人亦能見證我的進步。此刻的我是邁向更宏大、更成功的第一步。現在，我要開啟展現潛能的道路。」

6 拿起這張紙並將它撕成碎片。每撕一次，都意味著更加遠離你所寫的東西。將碎紙放進碗裡。

7 用火柴點燃碎紙，直到燒成灰燼，同時說：「我申明，我放下自我懷疑、不安全感、恐懼和責難。我驅逐妄自尊大、羨慕和妒忌。我去除弱點、不穩定和優柔寡斷。我從自我評斷和嚴苛的自貶中釋放自己。我釋放腦中所有關於我不夠好、我不配的微弱聲音。這聲音說的不是真正的我。我將它交付給光。這是我誠心所願！」

8 感覺周圍的四顆水晶創造出一個保護陣，將這股能量吸納進你的核心並傳遍全身。

9 以感激結束儀式，將水晶放回祭壇充電，處理灰燼。

點亮燈籠

當你想要吸引資源、被別人看見，藉此獲得人脈和協助，並且讓人注意到你的價值觀、成就和能力時，可以利用這項儀式。

你需要日光石、黃鐵礦、黃色螢石或者你最喜愛的太陽神經叢輪水晶。

1. 用接受手握住水晶，以慣用手的食指在水晶上方虛畫一個六線形，印上六芒星。
2. 平躺下來，雙腳相距幾英寸，雙臂放在身體兩側。
3. 將水晶置於你的太陽神經叢輪。如果水晶有尖端，確保尖端朝向雙腳。
4. 閉上雙眼，將你的意識送到身體中心。想像水晶在你的核心點燃火光，猶如一盞在體內發光的燈籠。
5. 每次吸氣時，都想像這盞燈籠的光芒增強，射向六個方向。專注於每一道光束：

- 一道光在前方，照亮你的路。
- 一道光在後方，幫助你了解過去。
- 一道光在右方，指引你的行動。
- 一道光在左方，吸引你的盟友。
- 一道光在上方，使你連結到源頭。
- 一道光在下方，使你與大地保持連結。

6 想像這六道光束的方向和代表意義後，專注於其交叉路徑，並且說：「願我吸引有益、平衡和互惠的事物；反射抵消相反的事物。願所有能幫助我，以及我能幫助之人看見光芒。願我總能回歸中心的道路。這是我誠心所願！」
7 深吸一口氣，當你準備好後，睜開雙眼，移除水晶，慢慢回復到坐姿。
8 以感激作結，申明儀式完成。

職場和諧與團隊合作

在你的辦公室或工作場所放置一顆設定好的水晶，能大幅提升該環境的正能量。若你正在進行某項多人合作的計畫，水晶簇能派上用場，其亦有助於清除空間中的能量。你可以使用白水晶、黃水晶、煙晶或紫水晶簇。

1 以鼠尾草和陽光淨化晶簇。
2 將之置於祭壇或充電水晶陣（參看第109頁）。想像工作場所中的所有人和諧運作，將這幅景象投射到你的水晶。
3 手放在水晶上方，並說出以下的話，藉以進行設定：「我以通力合作和溝通的能量設定這顆水晶。願我們擁有尊重和支持的開放管道。這是我誠心所願。」
4 將這顆水晶帶到你的工作場所，在條件允許的情況下，盡可能將水晶擺在你的視線範圍內。

提升自我價值

這項儀式是藉由調整太陽神經叢輪，進而增進你的自我價值、衝勁和吸引力。

你需要的水晶是太陽神經叢輪石，黃水晶、日光石和蛇紋石皆是理想的選項。另外，你還需要白水晶晶柱。

1 採坐姿進行冥想，做幾次深呼吸以集中注意力。
2 以慣用手握著石英，尖端朝向自己的對面。
3 用接受手握住太陽神經叢輪石。
4 抱持開放的心態，深吸一口氣，想像光從接受手中的水晶上升到手臂，接著進入你的心輪。當你吐氣時，光束隨之向外擴展，充滿你的整個胸腔。
5 下一次吸氣時，同步將能量往下吸入太陽神經叢輪，用水晶尖端直指這個身體部位。吐氣時，讓光束從這個中心向外擴展。在接下來的幾次呼吸中，維持這種擴張狀態。
6 等到你感覺這個部位變得溫暖且開放後，從核心傳送一些能量回到你的雙肩，然後順著手臂下降到手上的水晶。讓金色光芒的能量自由來回流動，流遍身體其餘部位；進入雙臂，下至你的雙腿，上至頭部。讓自己沐浴在金色光芒中。感覺你與水晶的目的和生命力和諧一致。
7 對自己申明：「我是擁有光的人。我是擁有目的與力量的人。我是擁有勇氣與信念的人。」
8 多做幾次深呼吸，當你準備好時，放下水晶並結束儀式。

招財法寶

替水晶充電將之當做法寶，是吸引財富能量的一種方法。這種法寶有助於節約不必要的開銷。

孔雀石、虎眼石和祖母綠適合當做法寶。你可以在滿月的日子展開這項儀式。

1. 白晝時，將水晶置於日光下二十分鐘進行淨化，之後以軟布擦亮；說出肯定語：「我用太陽的磁性能量替這顆水晶充電。」
2. 當天傍晚，藉由滿月的月光替水晶充電，並將水晶留在室外或窗臺上過夜；說出肯定語：「我用月亮的接納能量替這顆水晶充電。」
3. 到了隔天早上，你已經可以隨身攜帶這顆水晶。讓它成為你的日常伙伴。握著水晶貼近太陽神經叢輪，深呼吸並且說出肯定語：「我輕鬆吸引所需的一切。」每日至少一次。
4. 當你發現自己忍不住誘惑而超支時，便取出這顆水晶隨身攜帶。讓它提醒你生活中的簡單樂趣，以及你可以從體驗而非物品中獲得更多快樂。集中你的注意力，感激這個來自大地的贈禮。
5. 每逢滿月，重複替水晶充電的過程。

富饒之神

這項儀式可召喚與富饒有關的神祇，為你帶來好運。以火、水、風和土為供品，創造能量交換。

你會需要八種綠色和金色的石頭，綠色電氣石的效果尤其強大。你還需要一個水晶發電機（參看第20頁）、一根奉獻蠟燭、一些香和一小杯水。

1 首先，在桌子或祭壇上設定你的發電機。其餘的水晶朝四個方位和交叉的四等分輻射排列。
2 將水放在水晶陣的左邊，蠟燭在右邊。點燃蠟燭和香，讓香煙飄送到水晶上方。
3 說出以下肯定語：「我召喚財富女神吉祥天女、破除障礙的象神以及命運女神福爾圖娜。感謝祢們現身。我請求祢們，協助完成這項儀式。

   我召喚祢們，讓我與成功、自我價值和真正高振動的價值頻率保持協調。我請求祢們，助我找到成就大事的勇氣。我請求祢們，賜予我光輝，讓我的最高自我在所有日常生活層面散發光采。我請求祢們，助我吸引健全正向的人、富饒的機會、支持性的結構和持久的事業。

   最後，我請求祢們，讓我與最高自我、最高潛能和最大利益保持協調。這是我誠心所願！」
4 以冥想姿勢坐在水晶陣前，讓自己充滿這些想法和靈感。
5 若已感覺準備好結束儀式，便表達感激並熄滅蠟燭。你可以留著水晶陣，想留多久就留多久。

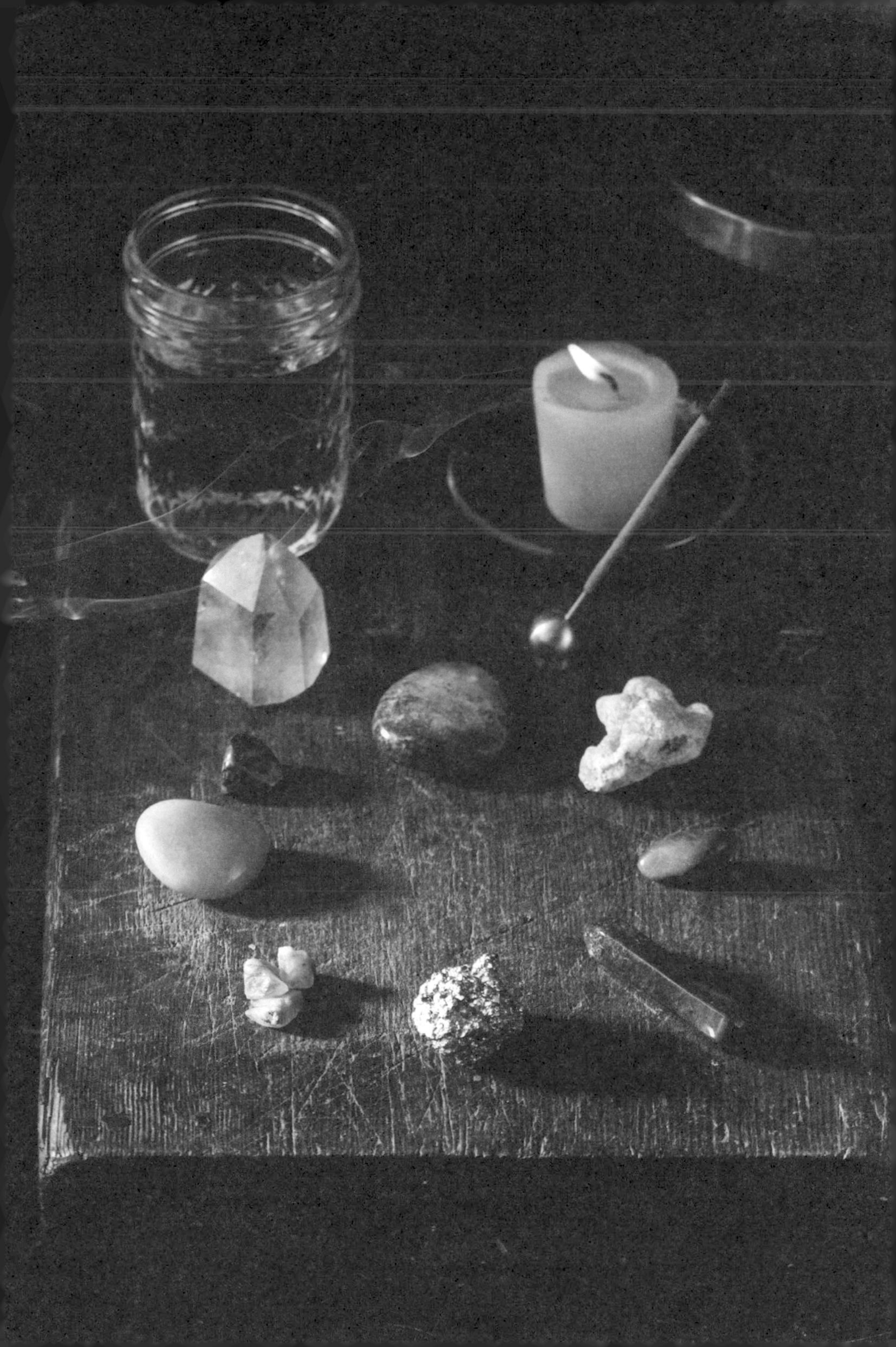

分享財富

宇宙會將我們投入這世界的能量歸還給我們。這項儀式有助於創造無所不在的快樂，以及釋放不必要的依附。

你會需要滾磨過的石頭或小塊水晶，將之放在祭壇充電以注入愛和光。你可以使用新的曾經與你有過連結，但現在不再有感覺的石頭或水晶。

最終，將這些石頭分送他人，將正能量傳遞出去。無償的給予將使這些能量重新回到你身上。

你可以透過以下機會，與世界分享水晶強大的療癒能量：

- 給小費時：把水晶放在小費上。
- 將手提包、錢包、盒子或其他容器作為禮物贈予他人時：在包包裡或袋子裡放進一顆水晶，成為禮物中的禮物。
- 街上的人：送顆水晶給陌生人，作為隨機的善行。這個小小的舉動對於調整生活中的能量流動，有意想不到的莫大助益。
- 用於表達感謝：字條加上一顆水晶，送給值得肯定和感激的人。

找尋繆思和良師

如果在工作上有良師和繆思指導、啟發我們，我們將會獲得更多靈感及生產力進行創新。這項儀式將可以吸引這些人到你的生活中。進行此儀式最好的時機是新月期間。

苔紋瑪瑙和蛇紋石是進行這項儀式的首選，不過你也可以使用本章表列的任何一種石頭（參看第69至73頁）。你還可以加入白水晶晶柱，想加多少就加多少。此外，你還需要筆和筆記本。

1 在你的筆記本中列出啟發你的五個人。他們可以是任何人——你認識的人或者只是知道名字的人。他們可以是朋友或家人、你欣賞的作家、你所擅長領域中的成功人士，或是你覺得對生活有正面影響力的任何人。

2 現在，將每個名字寫在頁頂，列出你欣賞或敬重此人的特質。你可以寫得明確具體，亦可僅是概略描述，儘管列出你想到的所有特質。

3 完成後，檢閱你列舉的特質。找出表上重複兩次或兩次以上的相同特質。這些便是對你個人的波長而言，最重要的要素。

4 用投射手握住水晶，說出肯定語：「我在此呼喚宇宙。願我傳送出〔讀出表單上的特質，最重要的先讀〕的頻率。願我吸引同樣散發這個頻率的繆思及良師。」

5 撕下你的人名表單，或將他們的名字寫在另一張小紙片上。將這份名單放進你的皮夾。

6. 在另一張小紙片上，列出表單中的前五項特質。將這張紙墊在水晶下，這顆水晶可以擺在祭壇，或家中整齊不凌亂的位置。在水晶周圍放置白水晶晶柱，尖端朝外。
7. 想像這顆水晶如無線電塔那樣發送特定頻率，了解訊息的人接收後，會隨之進入你的意識中。
8. 留著這個水晶陣，想留多久就留多久，或者至少持續到下一次新月。

減少債務

隨著債務增加，壓力也會變大，這似乎是無止境的事。利用這項儀式可以助你處理債務問題，以及在不被焦慮淹沒的情況下有所進展。

黃色螢石和碧玉適合用來進行這項儀式，但你也可以使用其他接地石。你會需要一個保存文件的盒子。

1. 在盒子裡放進所有帳單、借條或其他付款通知。確保沒有任何遺漏，但裡面別放進與帳單或債務無關的東西。
2. 用接受手握住水晶，閉上雙眼，做幾次深呼吸。集中注意力，專注於擺脱債務、匱乏和不足的承諾。
3. 握著水晶貼近太陽神經叢輪。呼吸時，感受吸入能力、穩定、忍耐和勇氣的能量。讓這些能量流遍全身數分鐘，使自己與此振動協調一致。

4. 再做一次深呼吸，吐氣時睜開雙眼。將水晶放入盒中。每當你需要處理帳單時，盒中的水晶便會提醒你集中注意力。不久之後，你會發現自己逐漸還清債務，一天天向前邁進。

輕鬆規畫組織

水晶極適合用於組織事物，因為這正是水晶基本晶質結構所代表的意義：有組織的成長模式。當你需要簡化生活中的特定領域時，可以利用這項儀式。經過規畫的生活更容易達成有生產力、平衡的個人與職業生活，也更容易比他人贏得先機。

適合進行這項儀式的石頭有黃鐵礦、孔雀石、黃色螢石和綠色電氣石，不過你也可使用具備這種能量的任何一種富饒石。

1. 以接受手握住經過淨化和充電的水晶，集中注意力，深呼吸並放輕鬆。
2. 閉上雙眼，想像一道光從天而降。看著它向下射入你的頭頂，穿過每一個脈輪，暫停在太陽神經叢輪。此時，做一次深呼吸，讓光一路下降至海底輪，沒入地板。感覺全身系統和諧一致，而你的細微身則井然有序。
3. 幾分鐘後起身，將水晶放進口袋，接下來，花三十分鐘整理家中物品。保持專注，別讓自己分心。以下有幾個建議：

- 將零散的紙張整齊堆放。
- 整理書架。
- 將皮夾中的帳單全都整理成正面朝上。
- 排好櫃中的鞋子。
- 轉動食品櫃或藥櫃裡的瓶瓶罐罐，讓標籤朝同一個方向。

上述這些事情或許聽起來有些無聊，但你其實正在創造家中基本的組織模式。這種模式能滲透你的生活，以及其他更廣泛的層面，組織條理應運而生。

尊重價值觀

想要找到合適的途徑、工作、職業或專注力，必須先清楚了解自己的價值觀。你重視的事物會隨著人生歷程而改變，因此有其必要重新評估什麼是重要的。當你尋求轉職、展開新計畫或開創事業時，此事尤其真確。畢竟，你得先安內，再攘外。

在祭壇上尋一個位置，準備紙、筆，以及你最喜愛的富饒石。

1. 在紙上分出兩欄。第一欄列出你認為自己擁有的最佳特質。無論是在工作或生活上，這些就是你的強項。
2. 於第二欄列出在工作、事業或與他人的合作中，對你而言最重要的特質。例如團結一致、健全的環境、尊重、優質的產品、公平的報酬、有創意的靈感或成長的機會，這些更勝於特定細節、場所、人或數字。想想基本的價值觀——你不願意妥協的事物。

3. 試著將第一欄和第二欄的各種特質連結起來。想像你對全體所做的貢獻，以及它可能如何反饋於你。
4. 將這張紙放在祭壇，上面擺放你的水晶。
5. 或坐或站在祭壇前，想像一道光從這張紙往上照射，穿過水晶，越過天花板。
6. 說出以下肯定語：「僅此向宇宙提出要求，讓我的生活符合我的價值觀；讓我置身於能善用技巧、天賦和才能的地方。我要證明我的價值觀，並依此行事。請強化這些特質，協助我，完成我靈魂的目的。這是我誠心所願。」

水晶一向用愛和富饒支持我們，但還有一個重要的地方也能讓水晶發揮作用，那便是我們的家。許多人可能因為水晶美麗的外觀，將之視為單純的裝飾品，但水晶可遠遠不只是漂亮的物品而已。水晶有各種用途，包含保護某個空間、淨化負能量，以及保持房間裡的正向意圖等。

CHAPTER 4

家

充滿生氣的裝潢和其他居家儀式

109 充電水晶陣

110 與四季應和

111 保護家的入口

113 淨化氣氛

114 臥室的水晶

114 將神聖空間帶回家

115 一星期的日子

117 彩虹製造機：調和脈輪

119 破除能量節

120 接地與保護的金字塔

121 元素法寶

123 冥想空間

124 水晶房間噴霧

126 浴室的水晶

125 利用水晶提醒你的目標

127 廚房和飯廳的水晶

128 白水晶放大器

128 水晶墓地

130 維持動機

131 創造世界水晶陣

家是自我的延伸，如果家中的能量讓人感覺喜悅、潔淨且有活力，我們更容易獲得健康快樂的生活。

挑選擺放在家中的石頭時，你可以隨意探索比較大顆或比較脆弱的水晶，因為你不會將它放進口袋或隨身攜帶。

如果你的家中已有一些水晶，你需要做的，也許只是重新擺設，替水晶設定意圖為你所用。如果你已經將水晶收起來，現在不妨全部拿出來淨化和重新充電。水晶曾長久存在於地底下，如今冀求重見光明且有所用途！記得，定期給予家中的水晶一些關愛，如此水晶才不會覺得自己只是用來展示的物品。

在光譜上比較冷色調（綠、藍和紫）的石頭通常易於讓人鎮定沉著；比較暖色調（紅、橙和黃）的石頭則大多有提供激勵的作用。在挑選使用於特定房間的石頭時，記得要評估你是否想讓這個區域充滿巨大的能量，或者你是想要在此放輕鬆。當然，每個人都不一樣，但你肯定能夠找到讓你感覺激勵的冷色調水晶。

當你計畫進行以下這些儀式時，最好在擺設水晶之前先打掃房間。如果你打算將水晶永久放在某個位置，更是必須徹底打掃該區域並淨化其能量。你可以用鼠尾草或聖木煙燻，打開門窗，清除停滯的能量後，再擺放水晶，使這個空間充滿療癒的頻率。

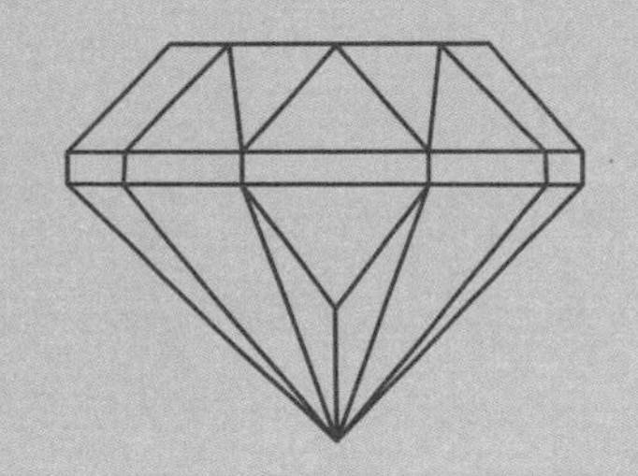

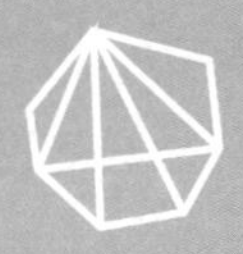

居家水晶首選

黑色電氣石

黑色電氣石一般被視為礦物王國最具保護力的石頭，有助於阻擋有害的能量和消除停滯。你可以佩戴黑色電氣石，或將它放在家中或車子裡以避開負能量。

煙晶

煙晶的獨特之處在於同時能接地和提供能量，有助於穩固家中的能量以及提高振動。煙晶應和土能量，因此煙晶簇和晶柱皆非常適合空中運輸繁忙的區域，可以將煙晶擺放在矮桌上。

紫水晶

紫水晶通常是被用於戒除成癮行為的石頭，其能量使人平靜安詳。紫水晶晶簇極能淨化家中能量，可擺放在你想讓心靈振動更和諧的地方。

透石膏

透石膏有塔狀、掌中石、棒狀和滾磨石等外形，相當適合用於投射白光或放大白光。透石膏吸收光線後，會再向外反射，看起來就像是從內散發光芒，適合放在有些許亮度的房間裡。

白水晶

白水晶是最典型的水晶，能為家裡任何一個區域帶來光芒並放大能量。你可以將白水晶用在你想要導引或產生正面振動的地方。將大型白水晶晶柱或晶簇放在任何房間裡，都是絕佳的擺飾。

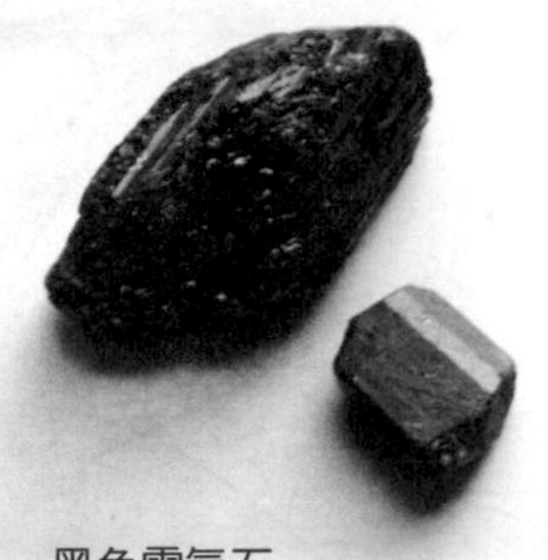

黑色電氣石

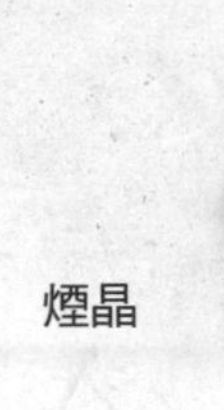

煙晶

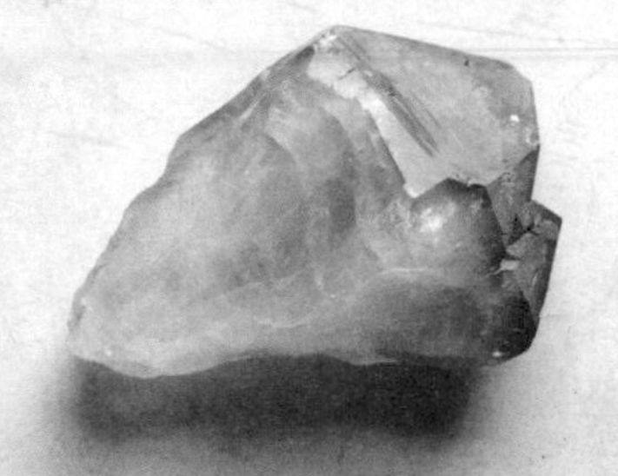

紫水晶

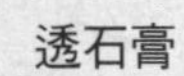

透石膏

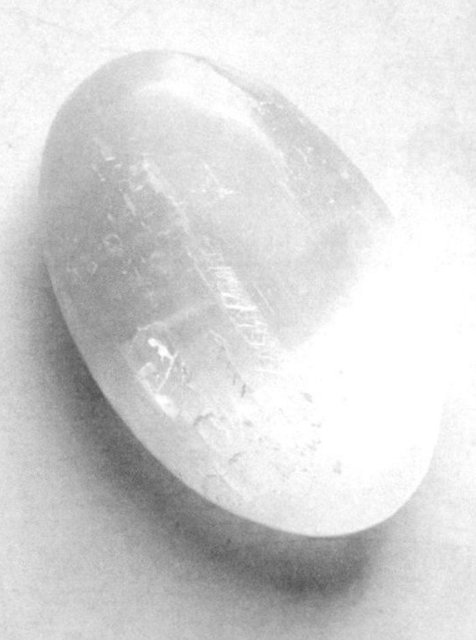

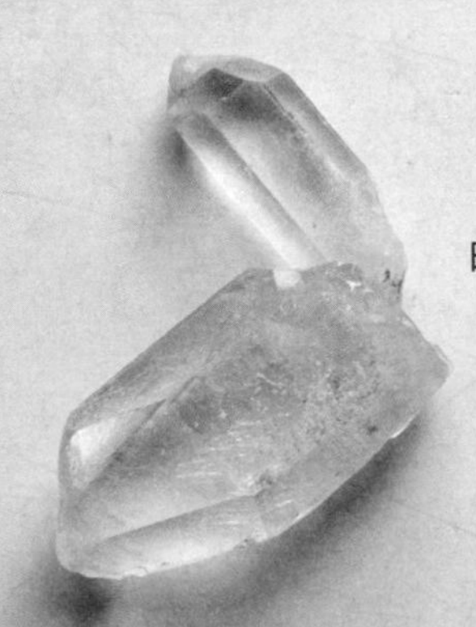

白水晶

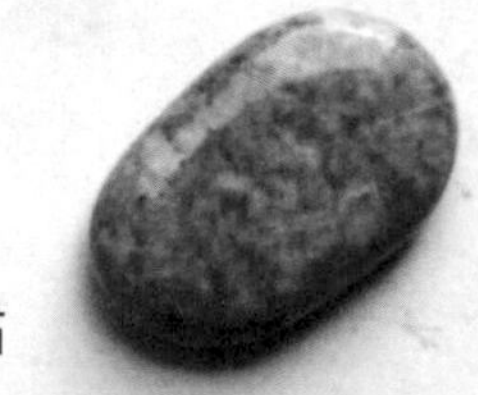

青金石

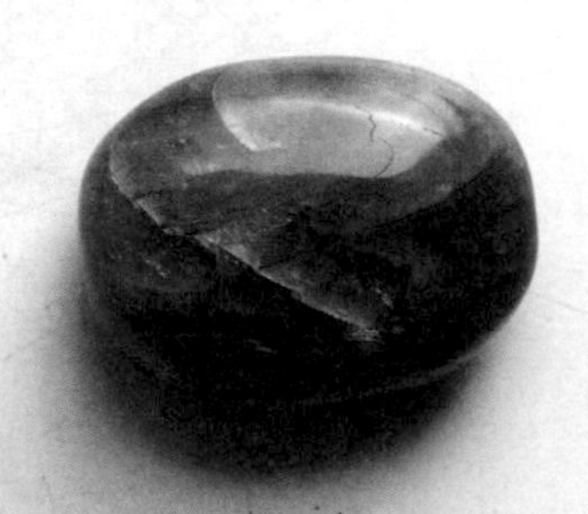

拉長石

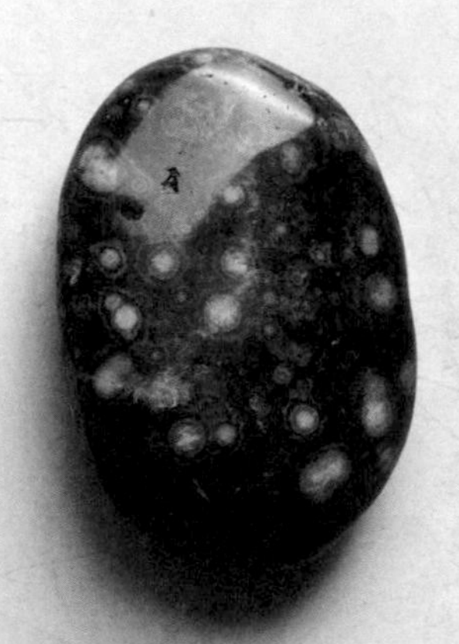

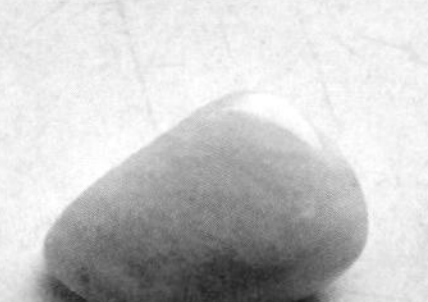

藍紋瑪瑙

海洋碧玉

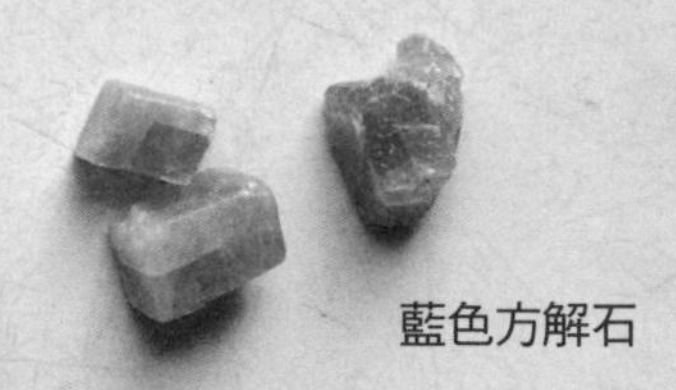

藍色方解石

青金石

數千年來，青金石一直被奉為神之石。呈現皇家藍的青金石帶有黃鐵礦的金色斑點，是真理之石，亦為智慧之石。將它放在家中，能促進正直誠實的性格，更能深入認識住在家中的人。

拉長石

拉長石被尊為魔法石，其能量黑暗且神祕，對著光線轉動時，會閃現隱藏的虹彩。拉長石是力量強大的心理保護石，能將負面思考與投射阻擋於家門外。

海洋碧玉

海洋碧玉具備標誌性的圓「眼」，據信這意味著海洋碧玉時時警戒著危險，因此常被當作保護石。你可以在窗口擺放海洋碧玉，它也是一種絕佳的解毒石。

藍紋瑪瑙

美麗的藍紋瑪瑙使人鎮定，只要看著它就能感覺心平氣和。每當你需要停下來喘口氣，重新集中注意力時，非常適合握住藍紋瑪瑙。將它放在家中，可以為居家空間提供此種振動。

藍色方解石

這是所有方解石中最能讓人獲得平靜與滋養的一員。藍色方解石透過有創意的自我表達，與高我的能量共振；能藉由療癒力來調和家中的能量。將藍色方解石放在不舒服的部位二十分鐘，有助於消除肌肉緊繃或痠痛。

次石墨

次石墨是極具淨化力的石頭，主要產自俄羅斯的湖床。目前已知次石墨能清除水源和能量場的毒素，因此你可以在水瓶或飲水機裡加入次石墨塊，或用於保護家中某個你覺得需要加強界限的區域。

紫色螢石

紫色螢石以「心理吸塵器」而聞名，它有助於清除內在與外在的障礙，極適合放在有許多人進進出出的家中，確保不必要的能量不會留滯。

天青石

據說天青石能與天使的能量共振。天青石閃爍著淡藍色光采，不禁讓人聯想至晴朗的天空。天青石能提高家中的振動，使任何空間感覺起來都更有靈性，是擺放在冥想區域或臥室的完美水晶。

鋰石英

鋰石英含有淺色粉末或淡紫一粉紅色的鋰內含物，相當適合用來創造平靜、無壓力的環境。你可以將鋰石英放在家中任何你想消除壓力和放鬆的地方。

金紅石英

金紅石英內含貫穿白水晶的金色金紅石細針，其功能就像是水晶電池一般。金紅石英可促進家中各處之正能量流動，非常適合放在辦公室、客廳或任何你想讓事情更上層樓的地方。

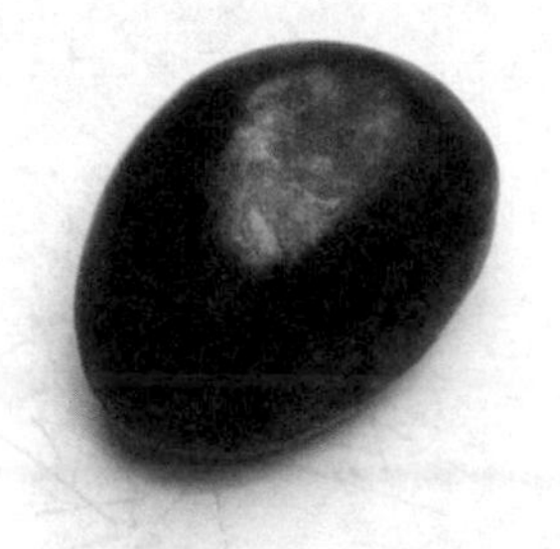

次石墨

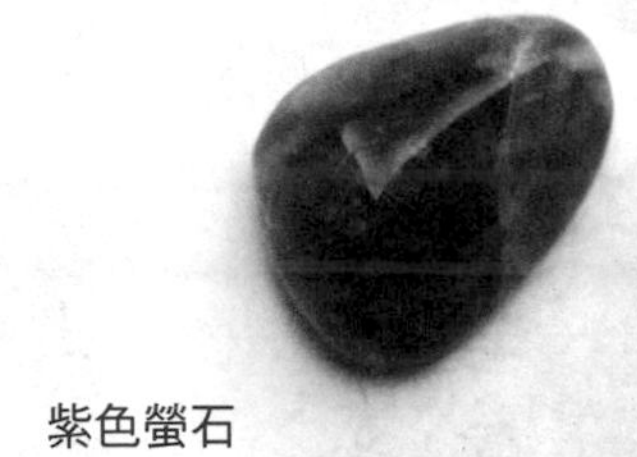

紫色螢石

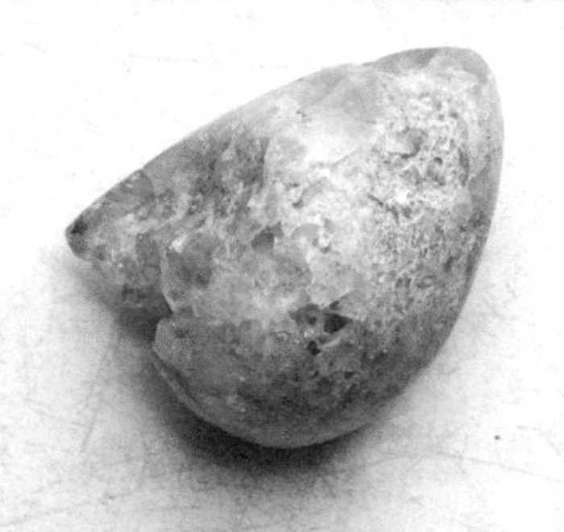

天青石

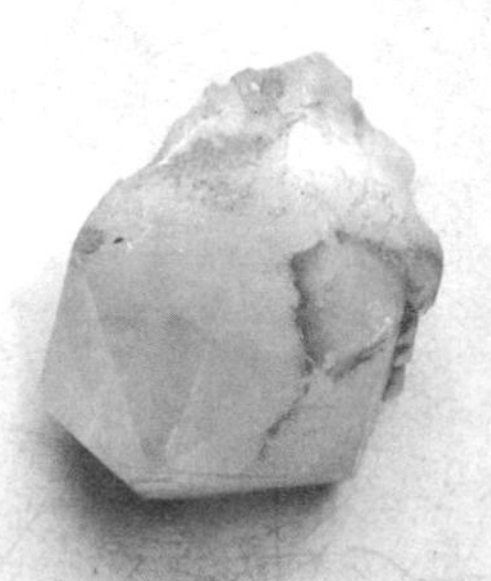

鋰石英

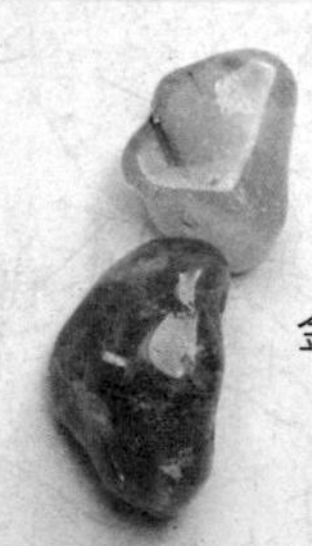

金紅石英

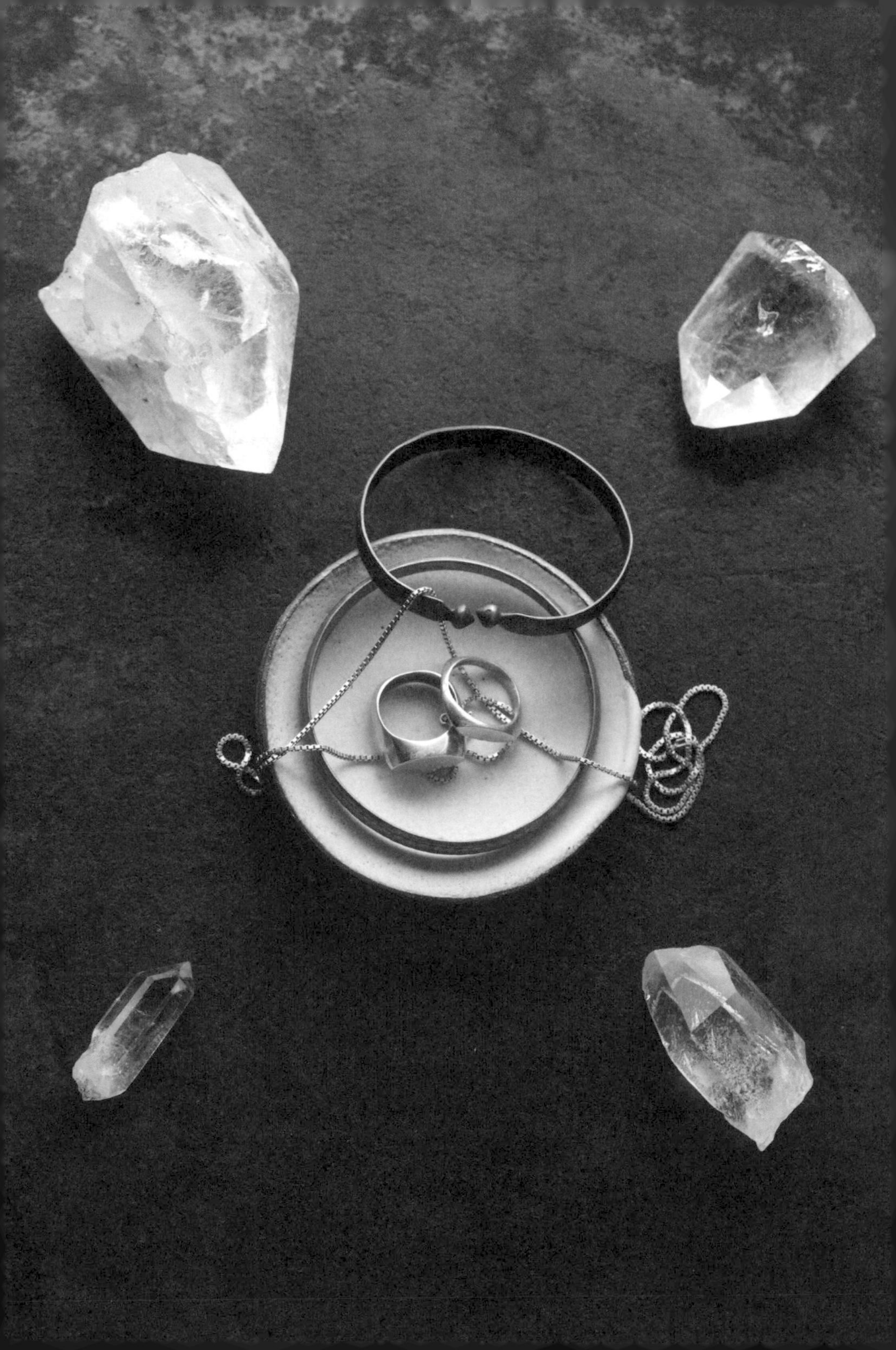

充電水晶陣

你可以利用這個充電水晶陣替你的首飾、法寶或其他有法力的物品提供能量。將石頭放在充電水晶陣的中央，可以令石頭的振動提升到最大，使之具備用於儀式和療癒的效能。

你會需要四根白水晶晶柱，以及架上或桌上空間（至少八英寸乘方），並將它們擺設好。你還需要鼠尾草或聖木。

1. 首先，利用水、風和火的元素能量淨化水晶：在流動的冷水下沖洗水晶並擦乾後，用鼠尾草或聖木煙燻，再曬上大約二十分鐘的日光。
2. 接著，替水晶設定四個主要方位。用你的慣用手分別握住每顆水晶，尖端遠離自己，同時設想下列意圖。
3. 第一顆水晶：召喚**東方**的能量，明晰與真理。感覺你的水晶充滿這股能量。
4. 第二顆水晶：召喚**南方**的能量，靈感與動機。感覺你的水晶充滿這股能量。
5. 第三顆水晶：召喚**西方**的能量，純淨與接納。感覺你的水晶充滿這股能量。
6. 第四顆水晶：召喚**北方**的能量，穩定與保護。感覺你的水晶充滿這股能量。
7. 四顆水晶將構成一個正方形，每顆水晶的尖端朝向內。正方形內至少留下相距六英寸（約15.3公分）的距離，用來擺放要充電的物品。

8 將水晶、首飾或你想要充電的物品放在水晶陣中央，留置至少一日。你可以將隨身攜帶的首飾或水晶，放在水晶陣裡過夜。早上時取出，晚上再放回去充電，以備隔天使用。

與四季應和

我們可以呼應春分秋分和夏至冬至的季節變遷，進行深度的掃除工作。這是一種不錯的做法，可保持家中的正能量，配合大自然的循環。春季和夏季是專注於外在成長與擴展領域的時候；秋季和冬季則是關心內在成長和內省的季節。

儀式應於每個節氣的四十八小時之內舉行。雖然這些節氣所在的日子每年略有不同，但總是落在以下的日期前後：

- **春分：**三月二十日
- **夏至：**六月二十～二十一日
- **秋分：**九月二十二日
- **冬至：**十二月二十一日

在此你可以使用一顆或多顆水晶。如果你收藏了大量水晶，這也是一項非常棒的儀式。不過你無法同時擺出所有水晶，因為你必須配合不同時節，擇用不同水晶。

你還需要火柴和一根七日蠟燭。

1. 首先，從你的收藏中挑選出最能代表即將到來之季節的水晶。你可以依據顏色、特質做選擇，或者挑選你認為最有季節「感」的水晶。
2. 進行深度的家中能量淨化，包含打掃地板，以及淨化祭壇空間。
3. 在祭壇上擺放你所挑選的水晶，說出以下肯定語：「願我的目的、意圖和家中能量，與即將到來的季節能量相呼應。此時此刻，我一心一意迎接〔季節名稱〕的來臨。」
4. 點燃蠟燭。

此季節歷時之三個月期間，保持該區域乾淨整潔，每當你覺得祭壇需要一些額外的關注時，便點燃一根蠟燭。

保護家的入口

這項儀式有助於你建立家的界限，將負能量阻擋於外，無論這負能量來自人或情勢，例如阻擋被帶回家的工作壓力。此儀式可創造出能量障壁，將破壞性能量阻擋在通道入口處，不至於進入你的個人空間。

用於這項儀式的首選水晶是黑色電氣石，水晶的尺寸愈大愈好。你也可以使用其他種類的大塊黑色水晶或銀色石頭，例如赤鐵礦。

搬進新家時是舉行這項儀式的絕佳時機。不過如果你近期沒有搬家的打算，依然可以重新建立家的界限。

1. 首先，替你的電氣石淨化和充電。為此你可以在滿月期間，將它放在一碟粗海鹽上過夜。
2. 你得從裡到外，深入清掃住所的入口，將此處四個邊界徹底擦拭乾淨。
3. 站在入口處，用雙手握住黑色電氣石，説出以下肯定語：「我以大地的接地能量和保護能量替這顆石頭充電。」
4. 深吸一口氣，閉上雙眼。將你的意識從手中的石頭往下傳送進大地，持續向下深入地底，直到你與火熱的鐵核心連結。此時，做一次深呼吸，牽引這股能量向上。再做兩次深呼吸，將能量一路上傳進入你的身體，到達胸膛中央。
5. 深吸一口氣，然後吐氣，同時導引這股接地以及具有保護作用的大地能量，向外、向下傳送到你的雙臂並進入水晶。
6. 將水晶直接放在最靠近前門的地板角落。
7. 將這顆水晶永久留在原處，或直到你搬家為止。

淨化氣氛

無論我們如何想方設法保持平靜詳和，都難以避免壞消息、爭執或其他負能量之侵擾，讓家中氣氛變差。

發生爭執後，你可以沖洗放在房間裡的水晶（記得先確認這些水晶能碰水），接著將之置於陽光下曝曬半小時。這向來是個好主意。

你可以利用這項儀式淨化氣氛，重新設定正能量。家中有訪客過夜後，如果你感覺到有不好的能量殘留，進行這項儀式也可以得到不錯的成效。

你會需要鼠尾草和一顆螢石、透石膏或紫水晶。

1 首先，打開所有門窗。點燃鼠尾草進行煙燻，從大門走道開始，按逆時針方向行走。
2 雙手握著水晶貼近胸口。閉上雙眼，感覺你的頂輪開啟。想像神聖之光的能量向下流入你的頭頂，進入水晶。
3 做幾次深呼吸，專注於心中意識，感覺自己處於平靜安詳的狀態。
4 回到大門處，將水晶高舉過頭，以順時針方向沿著房間牆壁行走，同時想像這些能量從你的水晶向外散射，充滿整個房間。
5 完成儀式後，將水晶放回你的主要生活空間。你可以將其他水晶擺在這顆水晶四周以支持這股能量，持續提升家中能量。

臥室的水晶

臥室的理想能量是平靜。一夜好眠的重要性毋庸贅述，因為那是在無意識狀態下進行身心療癒的時間。

在滿月的月光下淨化水晶後，不妨嘗試在下列位置擺放水晶。你可以個別使用這些方法，亦可組成力量強大的水晶陣。

- 在床邊擺放透石膏塔。透石膏是維持臥室平和能量的淨化石。
- 將煙晶放在床底下掃除不安，如此可助你獲得更深層的睡眠。
- 將拉長石放在枕頭下，有助於你的夢境平和或是做到保護之夢。
- 將粉晶放在床邊，夜間時隨時可持握的地方。握在手中的粉晶能在你入睡時，助你進行深度的情緒身療癒。

將神聖空間帶回家

若你一生中曾經造訪過的地方具有高振動能量，你可以透過這些地點替你的水晶充電，此為在家中創造神聖空間的方法。這些地方包括大自然中的任何地點（山脈、園林、沙漠、森林、湖泊或海灘）、你自己個人的神聖地點（寺院、教堂、紀念碑或地標）或任何你喜愛的地方。

你可以攜帶水晶前往這些地方，光是讓水晶出現在現場，便能吸收這些頻率。如果你將水晶擺設出來，靜置一段時間，將能更完整地吸收能量，其力量也會更加強大。

帶著水晶回家後，將水晶擺放在你的生活區域，你便得以和這些地方產生連結。你也可以將已充電的雙尖水晶（參看第20頁）向外指，創造你與神聖空間的連結橋梁，將能量導入家中。

一星期的日子

一週七天，分別對應至七個肉眼可見，又被稱為「七個古典行星」的天體（即便太陽和月亮並非行星）。這些行星有各自的頻率，若你刻意關注每一日的焦點所在，兩相呼應之下，能幫助你在該日訂定方向並發揮最大的效能。

你會需要七顆滾磨的水晶來進行這項儀式，水晶的顏色與對應的脈輪及日子如下所述。棒狀透石膏可作為擺放這些石頭的理想基座。

- **星期日：太陽**
  黃色水晶，太陽神經叢輪，「閃耀最佳的自我光采。」
- **星期一：月亮**
  紫色水晶，眉心輪，「開闊你的心。」
- **星期二：火星**
  紅色水晶，海底輪，「處理問題。」
- **星期三：水星**
  橙色水晶，臍輪，「展現創意。」

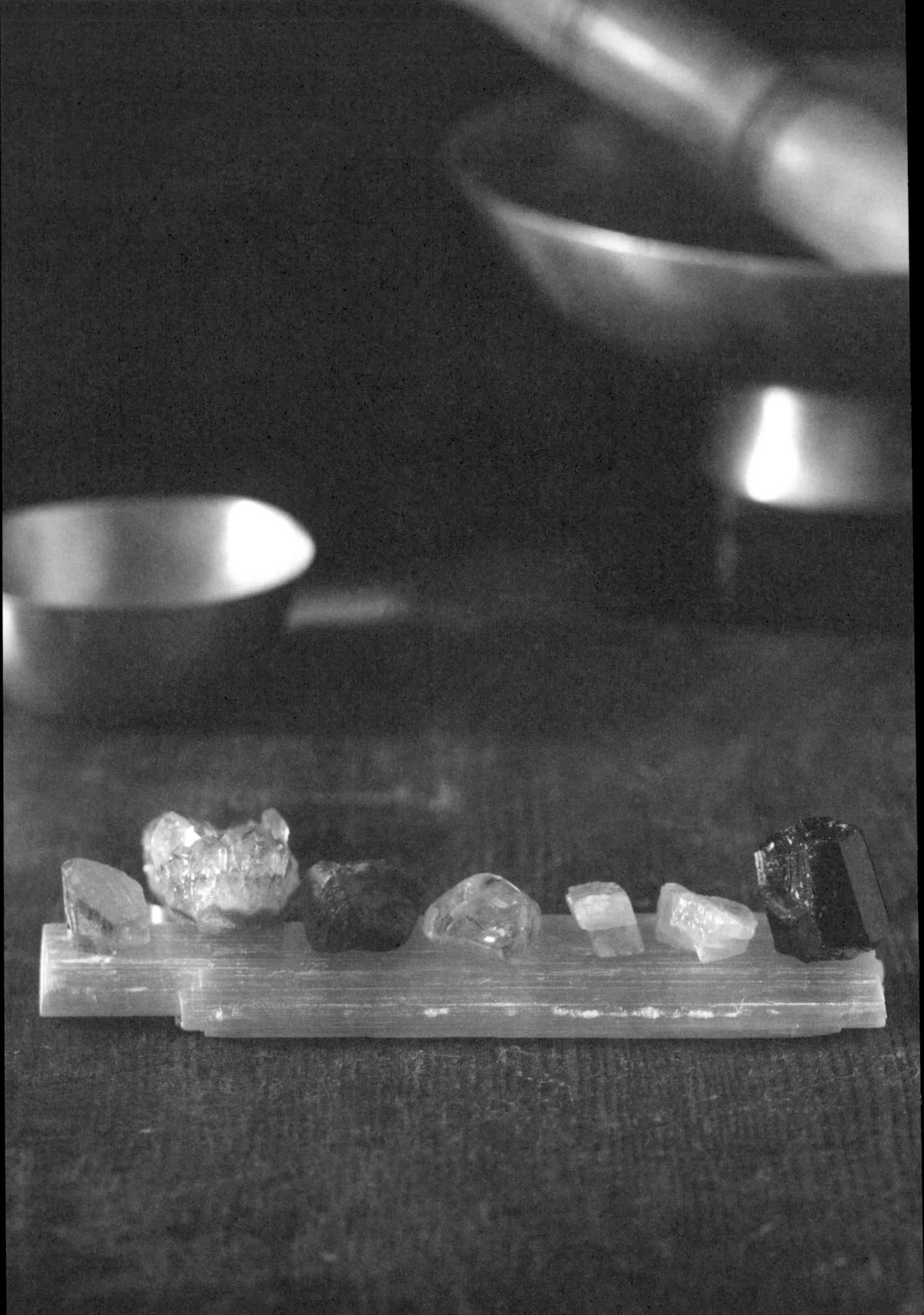

- **星期四：木星**

  藍色水晶，喉輪，「說出真話。」
- **星期五：金星**

  綠色水晶，心輪，「用愛領導。」
- **星期六：土星**

  黑色和／或白色水晶，頂輪，「播種。」

1. 挑選好要使用的水晶後，逐一握住每顆水晶貼近相應的脈輪（參看第9頁），大聲陳述你的申明。如此一來，這顆水晶便含有該意圖，可以作為試金石，提醒你每天需關注的焦點。
2. 你可以將這些水晶擺在祭壇、充電水晶陣（參看第109頁），或者臥室或浴室裡的棒狀透石膏上，讓這項儀式成為每天早上例行公事的一部分。
3. 每天早上挑選對應當日的水晶帶在身上，讓自己與其意圖相通。若你在這一天陷入混亂或爭執，不妨握著這顆水晶，讓它設定好的意圖助你度過難關。
4. 一天結束時，將這顆水晶放回祭壇、充電水晶陣或棒狀透石膏上。

彩虹製造機：調和脈輪

被陽光穿透的水晶能製造出彩虹，帶來喜悅，將魔法迎進你的家中。你會需要鑽了洞或者纏繞金屬線的石英，以便將它繫在項鍊或繩子上。

1. 將一顆或多顆水晶懸掛在陽光充足的窗戶。面西的窗戶效果最好，因為此處可以獲得一天之中最長的日照時數。
2. 當陽光照射到你的水晶時，會在房間裡創造出彩虹。此刻，你可以利用與彩虹呼應的代表事物：天空中自然的彩虹在雨後出現，象徵希望和復原。
3. 此時也是召喚你的心靈嚮導的好時機。坐下來，抱持接納的心態，要求你的心靈嚮導：「請助我更加認識你。」
4. 你也可以利用以下簡單的調整方法，趁機調和你的脈輪：

挺直腰桿坐好，想像每個脈輪中心都有一顆光球。從尾椎骨向上，移動你的意識直到頭頂，在每個點都做一次深呼吸並說出肯定語。移往下一個點之前，先花一些必要的時間確認你能看見光球。

在你的**海底輪**時，想像有一顆深紅色的光球，說出肯定語：「我根著大地且受到保護。」

在**臍輪**時，想像有一顆橙色光球，說出肯定語：「我獲得創造性的能量。」

在**太陽神經叢輪**時，想像有一顆金黃色的光球，說出肯定語：「我強壯且成功。」

在**心輪**時，想像有一顆深祖母綠色的光球，說出肯定語：「我維持平衡且心懷感激。」

在**喉輪**時，想像有一顆皇家藍的光球，說出肯定語：「我活在當下，誠實坦率。」

在眉心輪時，想像有一顆靛藍色光球，說出肯定語：「我活躍且明智。」

在**頂輪**時，想像有一顆白色光球，說出肯定語：「我與源頭連結。」

最後，回到你的心輪中心。

破除能量節

若有許多電器插在同一插座，或有許多電線的區域，可能創造出電力混亂的「能量節」，例如辦公室空間或娛樂中心。如果你對電能敏感，可以利用這項儀式清除家中的能量節。

你會需要一根透石膏棒、一根蠟燭和幾顆黑色電氣石。

1. 在家的中心位置點燃蠟燭，同時說：「我點燃這根蠟燭，召喚神聖之火。」
2. 手持透石膏棒，走遍家中各處，用這根棒子「梳理」（做出從身體向外揮的打掃動作）你感覺能量密集的區域。確保沒有遺漏任何角落，尤其是天花板。
3. 每當你感覺透石膏棒拉動了許多能量節，便將它指向燭火並用力吹棒子，引導所吸引的能量被蠟燭轉化。記得要站在遠離蠟燭之處，以免不小心吹熄燭火。
4. 直到從上到下巡視完整個家後，取出黑色電氣石，將它置於有許多電器插頭的區域。你可以將黑色電氣石直接放在插座的頂部或電源延長線上。黑色電氣石有助於疏散電能，防止能量節的產生。你可以將黑色電氣石長期放置在那裡。
5. 完成之後回到蠟燭旁，說出肯定語：「現在我申明儀式完成。這是我誠心所願！」吹熄蠟燭。

接地與保護的金字塔

你可以運用這項儀式對單一房間或整個居家打造能量上的保護罩。金字塔（角錐形）一直都是神聖幾何的象徵，其四個面代表四元素；尖頂代表心靈，而四邊形的底部代表穩固的基礎。

要進行這項儀式，你會需要四顆白水晶。儀式前，先以水清洗水晶，以日光充電，使之提升到最高振動。

1 遵循充電水晶陣儀式（參看第109頁）2至6的步驟。
2 將這四顆水晶放在家中四個角落，或某個房間的四個角落。
3 站在房間或家的中央，做幾次深呼吸以集中注意力。專注在你的雙腳。
4 想像你將光束從雙腳吸到脊椎基部，向上通過各個脈輪，最後由頭頂出去。將你的意識送往正上方的天花板，或甚至更遠處，直到你感覺自己來到頭部上方大約二十英尺的空間。
5 想像來自源頭的能量往下降，在那裡，該能量與你的意識交會。想像你從這裡吸取能量，向下傳輸到角落的四顆水晶，一次一顆。當你想像完所有水晶之後，你已經成功在家的四周創造出一座意念上的能量金字塔。
6 維持這個想像，同時說出以下肯定語：「以光之名，願此空間與大地連結並受到保護。這是我誠心所願。」

元素法寶

將你的水晶設定為代表四種元素，這麼做對家中的多項工作都會有幫助。你可以架設水晶陣替魔法物品充電、在冥想時保持專注，或是讓水晶容納你的目標和祈願。只要你善加利用每一種元素，便可以創造出讓心靈運作的空間。

要進行這項儀式前，你得先在家中找出一塊區域以建立水晶陣。這個區域毋須很大，但應確保沒有堆積其他物品。你還需要四顆水晶，每種顏色一顆：紅色代表火、藍色代表水、黃色代表風、綠色代表土。這是西方祕傳的傳統中，四元素一貫的顏色。但如果你的個人傳統是使用不同的顏色關聯，也可隨心採用。

一次握住一顆水晶，想像其元素特性從水晶散發到你的空間中，並說出肯定語。

- **紅色**：「願家中的**火元素**受到某種程度的鍛鍊、抑止和控制，讓我能用它來激發熱情，照亮我的道路。」
- **黃色**：「願家中的**風元素**清新潔淨，使我擁有開闊的心胸並專注於我的願景。」
- **綠色**：「願家中的**土元素**創造安全與保護，願它守護我，阻擋所有不受歡迎的侵擾。」
- **藍色**：「願家中的**水元素**清澈純淨，願它滋養我，使這個空間的能量免於停滯。」

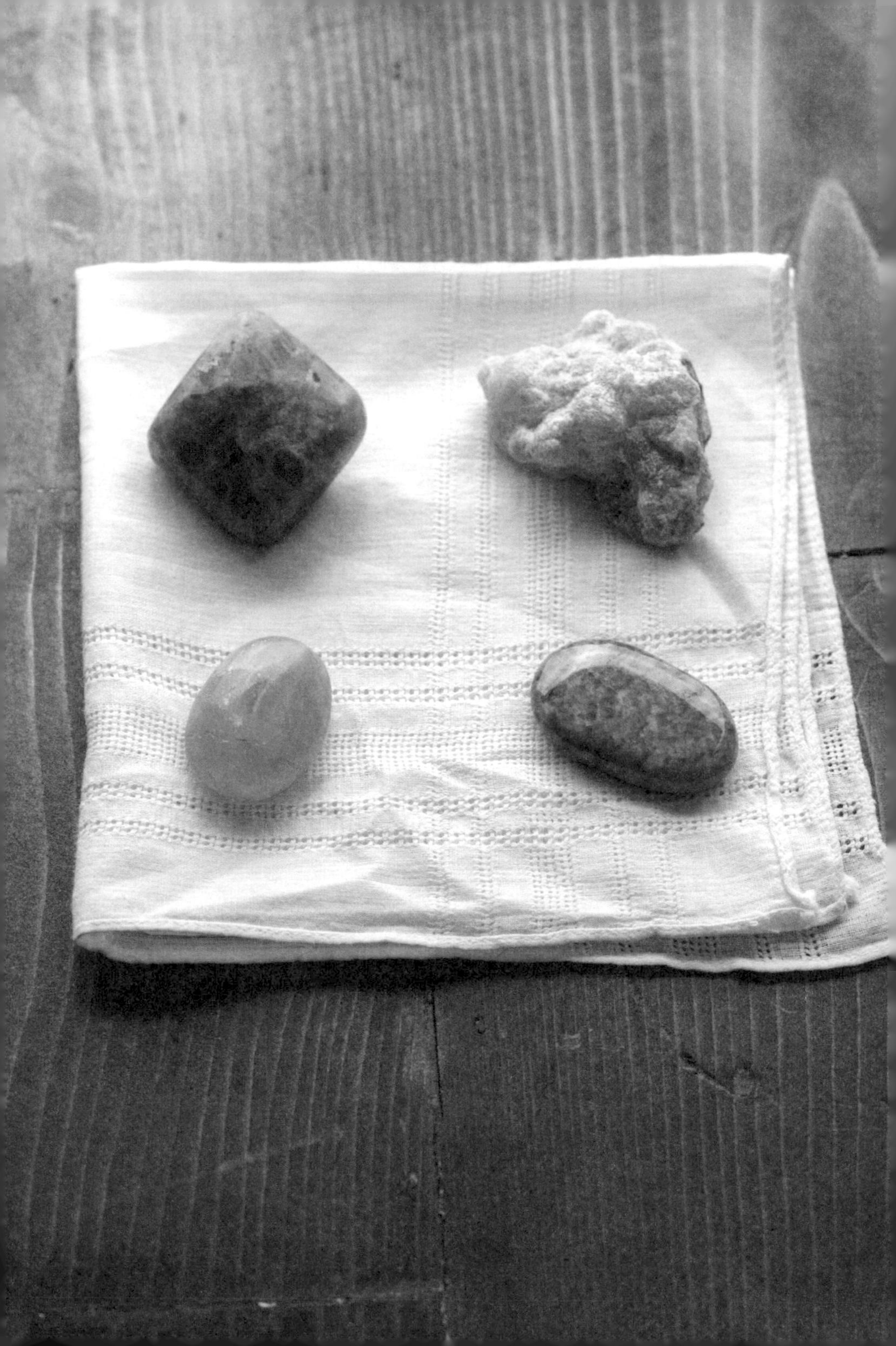

設定好四顆水晶後，你可以將之擺成一個正方形。每當你想要專注於家中的某個元素特性時，便將該水晶置於中央，其他三顆則擺放成包圍這顆水晶的三角形。舉例來說，當滿月進到某個特定星座時，例如處女座，你可以把該星座的元素（土）置於中央，由其餘的三種元素拱衛支應。

冥想空間

冥想對於釋放壓力、自我專注和接通更高次元的引導十分重要。你可能難以在家中找到適合冥想的地方，但如果為了這個目的而擺設水晶，便能在家中創造一個小小的庇護所。

適合用來設置冥想空間的水晶有透石膏、天青石、紫水晶和白水晶等。另外，你還需要鼠尾草、聖木以及水晶房間噴霧（參看第124頁）。

1. 在家裡找一塊可以用於冥想的區域。其空間規模需足以容下一張椅子或放在地板上的墊子，並儘量遠離電視機和其他電子裝置。最好在低光度下進行冥想，因此不妨考慮可以讓燈光變暗或點蠟燭的地方。
2. 用鼠尾草或聖木淨化該區域。
3. 放上坐墊或椅子。
4. 在矮桌上放置冥想時你想擺設在面前的東西，可以是簡單的一根蠟燭，或者比較複雜的祭壇，但有時候少即是多。
5. 將水晶放在面前的桌上作為焦點（同時進行充電，直到你準備使用該水晶）。

6. 進行冥想之前，先利用水晶房間噴霧提升空間的能量。接著，點燃蠟燭，從桌上取出兩顆水晶，手掌朝上各握一顆。
7. 先進行為時五分鐘的冥想，隨後逐漸加長時間，直到你能保持不動達三十分鐘。

水晶房間噴霧

水晶的能量能夠透過水加以轉移。只需將精油加入水中，你就可以創造出自己的神奇噴霧來提升房間的振動。

你會需要一個四盎司容量的玻璃噴霧瓶、過濾後的水和精油，例如茉莉、檀香、薰衣草或佛手柑精油。你還需要一些小到足以放進瓶中的水晶，紫水晶、藍紋瑪瑙和白水晶皆是理想選項，使用數量少至一顆，多至十數顆。

1. 首先，讓水晶在祭壇或充電水晶陣（參看第109頁）充電。你可將水晶留置三天，使其充分充電。
2. 在玻璃噴霧瓶中注滿水，加入大約二十滴精油，必要的話，也可以多達四十滴。
3. 放進水晶，旋緊瓶蓋並搖動瓶子。你會聽見水晶撞擊玻璃瓶壁的聲音。
4. 於瓶身貼上標籤，寫上象徵你個人的力量、數字或隻字片語，例如愛與光、清澈或魔力。
5. 將瓶子貼在心口，說出肯定語：「我用百分之百的神聖之光替這瓶水加持，轉化任何不適當的能量，提升我的空間振動，以達到最高潛能。」

6 懷抱著增強能量的意圖，將瓶子放在祭壇或充電水晶陣裡三天。
7 每當你想淨化某個空間、改變能量或引進水晶的正面振動，就用這瓶水對空噴灑。

利用水晶提醒你的目標

儘管我們對於如何運用家中的某個區域，或多或少都抱持著特定的想法，但不代表我們總能達成。我們期待生產力滿點的場所，例如辦公室，可能變成讓人分心的地方，使我們難以專心工作。我們將臥室視為休息的場所，卻可能在這裡抓著手機不放，因而無法睡個好覺。你可以藉由這項儀式，利用水晶對每個房間設定你的目標。這會使水晶與設定了目標的空間達成一致，提醒你在這個空間裡完成待辦的事情。

1 首先，挑選感覺適合該房間的水晶。白水晶是理想選項，但你也可以使用任何感覺對的石頭。
2 替水晶淨化和充電後，以慣用手握住，並說出以下的設定：「我設定這顆水晶能自我淨化，並提升到最高頻率。我設定這顆水晶與〔陳述你對此空間的目標〕的能量共振，每當我處在這個空間，助我與這個頻率和諧一致。我設定這顆水晶助我摒除〔你不想要的東西〕。我申明這個設定固定不變。這是我誠心所願。」
3 將水晶放在房間裡顯眼的位置，必要時亦可放在你身旁。

以下是一些例子：

- **臥室**：連結「睡眠、休息、平靜」；遠離「心神不安、憂慮、工作」。
- **辦公室**：連結「生產力、專注、效率」；遠離「過度思考、無聊、耽擱」。
- **廚房**：連結「健康的選項、滋養」；遠離「垃圾食物」。
- **書房**：連結「專注、深入理解、記憶」；遠離「社群媒體和分心」。

浴室的水晶

浴室是為一整天活動以及晚上就寢做好準備的場所。這意味浴室是過渡的地方，也是淨化和釋放能量的地方。

最適合放在浴室的水晶是呼應水元素的水晶，例如鋰石英、瑪瑙、方解石和煙晶，都是合適的浴室水晶。

你可以把水晶擺在架子上，或放在浴缸或淋浴間裡，讓水晶提醒你，水元素有助於療癒情緒身。因此每當你沐浴或清洗時，皆可釋放你懷有的情緒。你只需將經過充電的水晶放在這個空間內，便能使浴室成為療癒場所。

廚房和飯廳的水晶

廚房是家的心臟，連同飯廳是你滋養自己和人們相聚的場所。以下是將水晶納入這個生活場域的一些做法：

- 利用水晶做標示：如果你正在籌辦晚宴，可以在每個人的座位前放一顆水晶。你將會被引導至與每位賓客共振最強烈的石頭那裡。
- 利用水晶替食物充電：你可以在水杯或食盤附近放置白水晶晶柱，以提高其振動和灌注水晶的頻率。
- 放在餐桌中央的水晶擺飾：將你的水晶排成幾何形狀，作為餐桌中央的擺飾。中心擺上蠟燭還能增添氣氛。

白水晶放大器

這個簡單的儀式能在家中能量停滯之處，創造好的能量。如果你注意到某個不常使用，希望多加利用的區域，或是希望吸引更多注意時，可以藉由以下的步驟來提升其能量。

這項儀式最好在每個月的頭一天舉行。

石英、透石膏和天青石都是絕佳選項。

1 利用風元素淨化水晶。你可以用煙燻、鈴聲或搧風來淨化、喚醒水晶。
2 早上利用太陽替你的水晶充電二十至三十分鐘；晚上則讓水晶和月亮一起過夜。太陽與月亮代表最高的二元性，利用日月替水晶充電可為水與火、陰與陽帶來平衡。
3 將水晶放在家中你想吸引更多注意的區域。你會發現這顆水晶就像一塊注意力的磁鐵，使這個空間愈來愈吸引人。
4 每個月一次，利用太陽和月亮替你的水晶重新充電。

水晶墓地

如何處理破裂的水晶是我常常被問到的問題。首先，不用擔心。水晶破裂並非壞事。有時水晶破裂是因其本身易碎，有時只是因為水晶已達成目的。如果該水晶可以被修復，用黏著劑將水晶黏合起來是無妨的。如果只是出現缺口，你當然可以繼續使用，有缺口不表示水晶沒有功效。但破裂的水晶邊緣，有時可能過於鋒利而不好持握，或者碎片太小難以使用。遇到這類情況時，你可以考慮替這些碎片製作一個水晶墓地。

破碎的水晶絕不可丟進垃圾堆。水晶出自大地，有時也得回歸大地。你會需要一個戶外地點和一些粗海鹽來完成這項儀式。

1 在院子或戶外別處找到一個可以達成這個目的的地點。這地方不需要大，面積大約只需要十英寸乘方，以海鹽替你的水晶墓地創造淨化範圍。
2 如果你有破裂的水晶或水晶碎片，將之置於地表，輕輕壓進土裡，毋須掩埋。
3 雙手放在水晶上方，想像光和能量從天而降，穿過你的頭頂，下降到手臂，從雙手直達水晶。如果你擁有靈氣或其他療癒能量，可以傳送一些療癒能量給水晶。
4 感謝大地和水晶天（參看第12頁）。請求清除所有設定，讓水晶回歸自然狀態，與礦物王國的根源重聚。
5 清除這塊區域的殘餘垃圾，提醒自己萬物的循環本質。

維持動機

如果你是真正喜歡做家事的幸運兒，那麼你大概用不著這項儀式。當你需要提振額外的動機來打掃整理、重新布置或做其他家事，以維持家中的好能量時，不妨利用這項儀式。

你會需要針對這個目的設定一顆水晶。白水晶或煙晶為首選。

1. 確保你所挑選的水晶已淨化和充電。
2. 以接受手握住水晶，採坐姿進行冥想。
3. 閉上雙眼，讓自己接通這顆水晶的頻率。同時開始想像你的居所處於最佳能量狀態。想像一切清潔乾淨、閃閃發亮：沒有凌亂的物品，沒有灰塵，也沒有放錯位置的物品。做一次深呼吸，全心感覺這種想像帶來的愉悅。將意識往下傳送到你的手，把這幅景象與水晶分享。
4. 幾分鐘後，將水晶換到你的慣用手，同時說出以下肯定語：「我以百分百純粹的光之頻率設定這顆水晶。我設定這顆水晶，能夠自我淨化，成為清澈與潔淨的放大器。我設定這顆水晶，協助我維持家中能量免於凌亂；助我輕鬆完成瑣事，將大而繁雜的事項分解成較小的步驟。我設定這顆水晶，助我鎖定目標。我申明這個設定固定不變。這是我誠心所願！」

5 此刻，你應該已經有動手做事的動機了。當你在處理瑣事時，隨身攜帶這顆水晶；不使用時則留在祭壇或充電水晶陣（參看第109頁）。每當你需要做些家事時，可以取出這顆水晶，讓它的設定頻率傳遍你全身，使你保持積極。

6 完成後便可結束工作，而不是非得等到一切完美。專心感激你所做的事，並給你的居所一個簡單的祝福：「願這個空間充滿愛和光。」

創造世界水晶陣

家不是我們唯一的居所——我們也必須考慮到「大的」家：我們所居住的星球。這項非常特別的儀式是用來創造能量陣，使你連結到你的目的地以及一路上所有特定的點。

你可以使用你想用在儀式中的任何一種水晶。小顆的雷姆利亞種子水晶效果特別好。

1 在踏上任何旅程之前，先替隨身攜帶的水晶充電。

2 在家中放一顆充當世界陣發電機（參看第20頁）的水晶，讓其他所有水晶與之產生能量上的連結。

3 每當你旅行到達目的地時，在那裡「種」一顆水晶。你可以將它放在地裡、水裡、樹幹、聖殿或其他神聖的場所。

4. 將水晶留在那裡，這顆水晶會與你和你已經種下的其他水晶，以及你未來會種的水晶在能量上相連。久而久之，你將創造出你曾造訪過之所有特定地點的水晶網路。
5. 你也可以將水晶送給即將到某處旅行的人，這麼一來，即便你沒有同行，他們也能幫你擴展水晶陣。
6. 贈送水晶給他人意味著你與他們的水晶陣雙雙產生了連結，這將使兩個水晶陣都變得更大、更有力量。

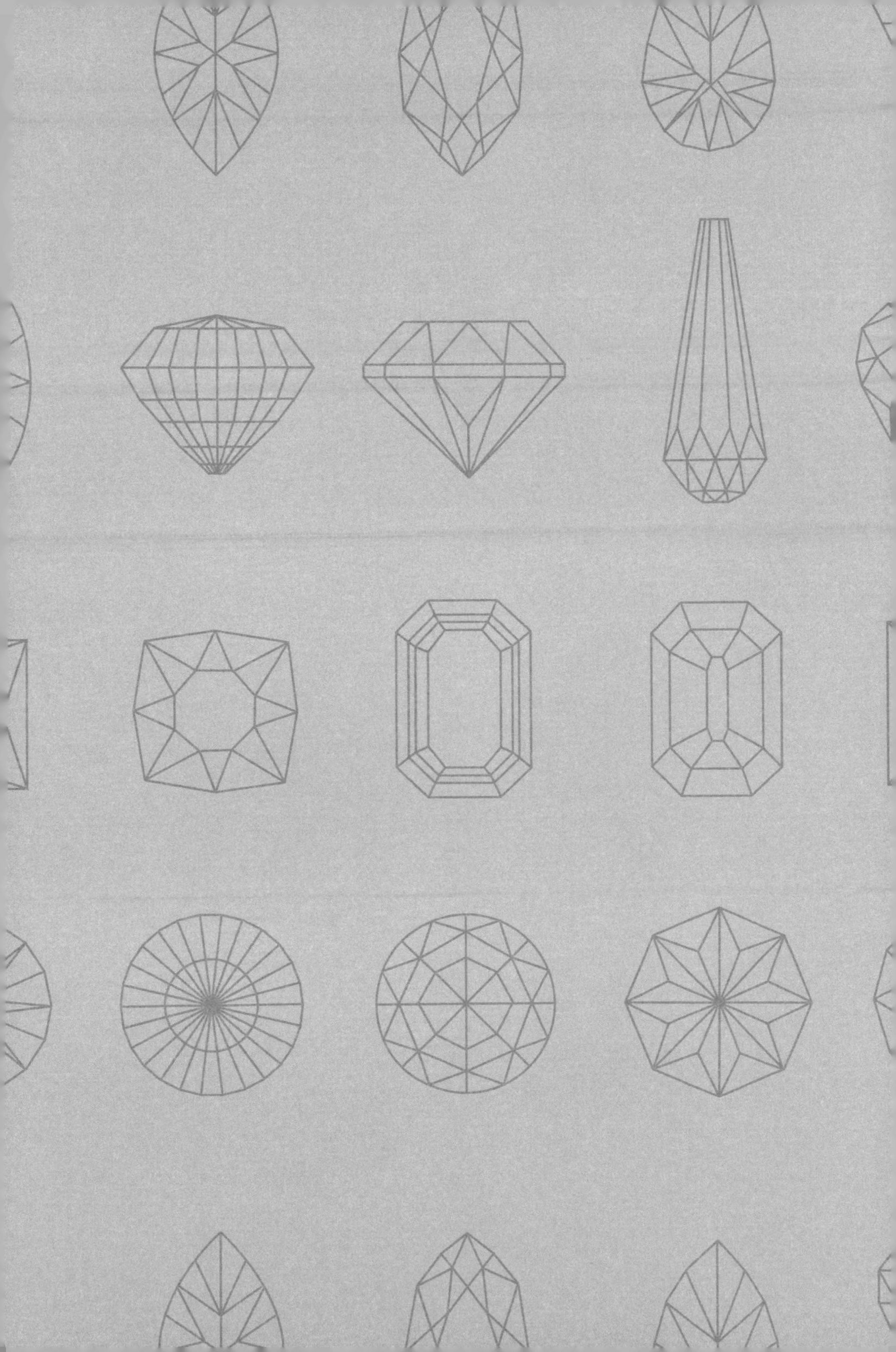

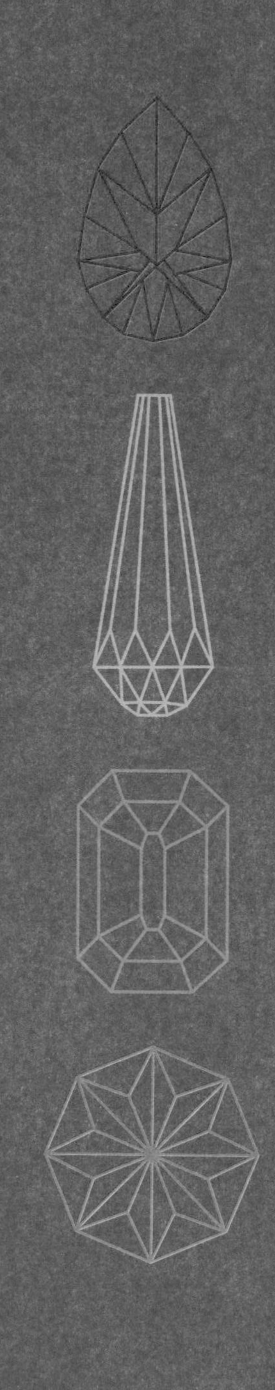

PART 3

力量強大的水晶

The Power Crystals

本書的第三部分將介紹一百種你可以用於儀式中的水晶。每一種水晶的概述包含其對應的元素、脈輪、屬性和療癒特性，以及充電和淨化的訣竅。請利用這些資料，連同第一章講述的方法，挑選出適合各種目的的水晶。每個人體驗水晶能量的方式都是獨一無二的，因此，第一課便是永遠相信你的直覺。你可能會驚訝地發現，你感覺在呼喚你的水晶正好就是你需要的。這表示你已經比你以為的更理解水晶王國了。在你建立水晶收藏和儀式的過程中，請多多參考這份目錄。

脈輪顏色指南

海底輪	紅、黑、棕、銀
臍輪	橙、桃
太陽神經叢輪	金、黃
心輪	綠、粉紅
喉輪	藍
眉心輪	紫、靛藍
頂輪	白、虹彩、透明

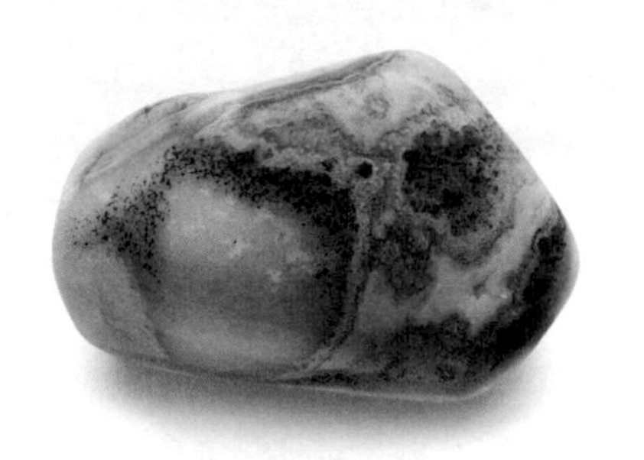

瑪瑙（AGATE）

產地：遍及全世界。

顏色變化：可能是任何顏色的條紋玉髓；受歡迎的種類包括藍紋、藍冬青、波紮那、桃色、苔紋和樹紋瑪瑙。

元素：水。

脈輪：對應水晶的顏色（參看第136頁的脈輪顏色指南）。

屬性：激發創意、平靜、釋放。

療癒特性：瑪瑙是一種石英，有各種顏色，具有半透明與不透明交替的條紋。藍紋瑪瑙可助你獲得真實以及表達真實；苔紋瑪瑙和樹紋瑪瑙使你與大自然連結。瑪瑙對應的元素是水，有助於溶解稀釋情緒身中過度積累的東西，因此所有瑪瑙都擁有讓人鎮定的撫慰效果。情緒身與創造力相連，若想促進創造的汁液流動，疏通當中的阻塞是不可或缺的。瑪瑙也與我們的滋養層面有關，因此當我們展開新計畫，或處在關係的起始階段時，瑪瑙是非常有用的水晶。

保養方式：用水沖洗；以月光充電。

使用訣竅：將瑪瑙放在枕頭下，有利於更深度的放鬆和做夢。當你感覺精神疲憊，或在處理悲傷時，可佩戴或手持瑪瑙。

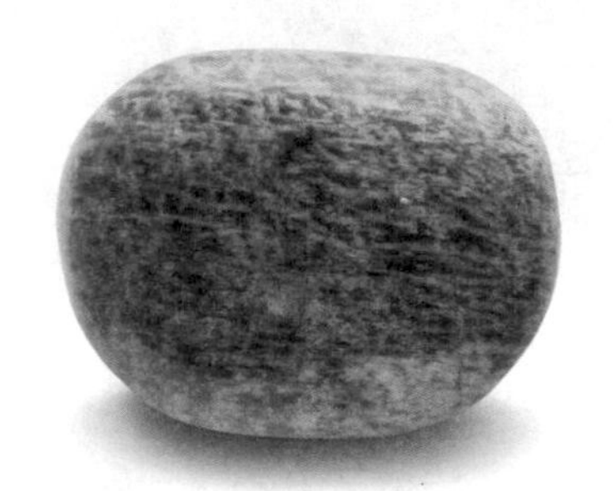

天河石(AMAZONITE)

產地：巴西、加拿大、印度、納米比亞、俄羅斯。優質樣本大多產自美國科羅拉多州。

顏色變化：淡綠藍色，交錯著白色紋路。

元素：水。

脈輪：頂輪、喉輪、心輪。

屬性：連結、靈感、平衡。

療癒特性：天河石連結身、心、靈，有助於對準真正的目標，使你清楚自己心之所向；亦有助於你在談話、寫作或從事藝術活動時，找到有關表述感覺的合適詞語。因此，天河石是想要傳達訊息、情緒或故事創意工作者的法寶。天河石如同反映在清澈海面的天空，閃耀著貓眼光（參看第20頁），能幫助你從多個角度檢視某個想法。當兩人談話時，在中間放一顆天河石，將有助於彼此說出心底話，以及傾聽來自高我的聲音。

保養方式：用水沖洗；以月光充電。

使用訣竅：談話或冥想時握著天河石，更能深入了解你渴望的事物。寫作時可放在身側附近，尤其當你想寫出肺腑之言時。

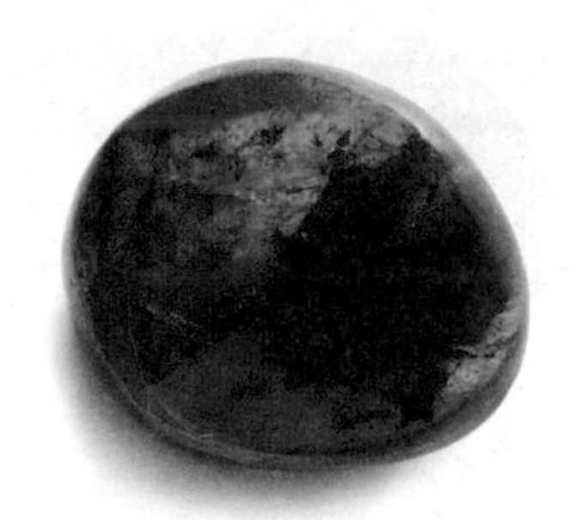

琥珀(AMBER)

產地：遍及全世界，最大的產地在波羅的海地區。稀有的藍色琥珀出自多明尼加共和國。

顏色變化：黃色（色調從金黃至橙和棕色不等），藍色則非常罕見。

元素：火。

脈輪：太陽神經叢輪。

屬性：恢復力、力量、自我保存。

療癒特性：琥珀是石化的樹脂,至少需要十萬年方能形成。因此,琥珀可用於調和透過祖先或化身傳承給你的固有力量。少數琥珀內部含有被意外保存下來的有機物碎片,例如植物或動物殘骸,象徵琥珀有助於自我保存的能力。琥珀是一種重要的法寶石,可用於提升自我價值和自我意識,也有助於喚醒你在人生晚期展露潛伏的才能。琥珀散發著金光,於此同時意味著太陽的能量,能使別人注意到你的光采。

保養方式：務必小心處理琥珀，以免因失手摔落而碎裂。可用水沖洗；以燭光充電。

使用訣竅：當你需要記起自己的價值時，不妨攜帶琥珀。握著它貼近太陽神經叢輪可獲得額外的力量並平衡自我。

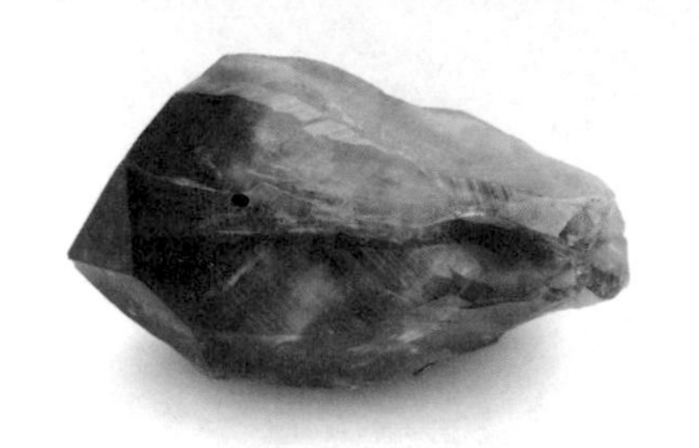

紫水晶(AMETHYST)

產地：遍及全世界。色澤最深的紫水晶部分產自烏拉圭。

顏色變化：有一些較為獨特的種類，包括摩洛哥的沙漏紫水晶（Hourglass Amethyst）和南非的布蘭登堡（Brandberg）紫水晶；長型的薰衣草紫水晶（Lavender Amethyst）產自墨西哥的維拉克魯茲（Vera-cruz）。

元素：風。

脈輪：眉心輪。

屬性：專注、平靜、明晰。

療癒特性：紫水晶向來被用於幫助戒除成癮，不管是物質、想法或行為上的癮。古希臘人相信紫水晶能防止酒醉，甚至將紫水晶雕製成酒器。紫水晶有助於鎮定和放鬆，放下憂心與恐懼，解開糾結的焦慮或胡思亂想。紫水晶具備反射藍光與紅光的雙色性特性，因而呈現紫色。它維持兩極之間的平衡，例如工作與家庭之間，或者兩人與更多人之間的平衡。紫水晶相當適合在你冥想時助你找到平衡。

保養方式：遠離陽光。以藥草或香煙燻，或用水沖洗。

使用訣竅：冥想時，將紫水晶握在手中，或置於眉心輪。紫水晶簇可為任何環境帶來平靜。

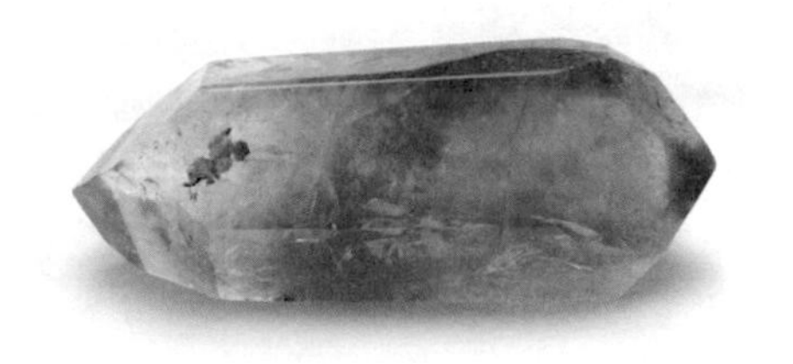

紫黃晶(AMETRINE)

產地：產量稀少，產於美國內華達州、安大略、加拿大、南非和印度。

顏色變化：包含紫水晶的紫色和黃水晶的金色。

元素：火、風。

脈輪：眉心輪、太陽神經叢輪。

屬性：全範圍的清除、轉化、放大。

療癒特性：紫黃晶的顏色組合使之成為功效強大的水晶，有助於你從過時的身分轉變到更進化的狀態。它助你看清自身能力的本質，以及有可能變成什麼模樣，消除阻礙你的事物。紫黃晶是召喚紫火的絕佳水晶，紫火具有清除某種功效的特殊能量，是來自升天大師聖日耳曼（Ascended Master Saint Germain，升天大師指其前世化身為平凡人類的精神覺悟者）的贈禮。據信這種具有淨化力的紫色火焰環繞著整個金色身（auric body），可將所有多餘之物燃燒殆盡。紫黃晶也是精神覺知與外在行動的平衡石，可助你提升自信，依直覺行事，相信自己的內在認知。

保養方式：遠離陽光。自我淨化；藉由燭光與真言充電。

使用訣竅：當你經歷重大的人生變化時，不妨攜帶或佩戴紫黃晶，以確保自己向前進，而非後退。

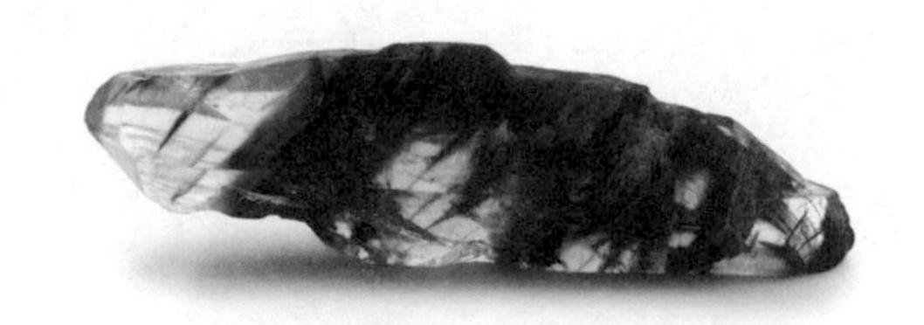

角閃石石英（AMPHIBOLE QUARTZ）

產地：巴西。

顏色變化：含有紅橙或棕色內含物的白水晶，角閃石石英也稱作天使幻影石英（Angel Phantom Quartz）。

元素：火。

脈輪：全部。

屬性：轉化、進化、活化。

療癒特性：角閃石石英是名列前茅的高頻率轉化石，像傳說中的不死鳥，從自身灰燼中重生，其能量可協助你度過重大的人生變化。角閃石石英讓你在改變期間感受到支持，即使周遭環境不配合。當你準備好進行完全的轉變，這種水晶會導引你。角閃石石英清除身體能量的效果特別好，對身體富於療效—尤其針對頂輪及太陽神經叢輪。它亦能助你放下抗拒，接受生命中必要的改變，進展到再生與更新的階段。

保養方式：置於陽光下二十分鐘進行淨化；放在祭壇或以燭光充電。

使用訣竅：遇到重大生命事件時，不妨隨身攜帶角閃石石英。冥想時，將角閃石石英握在手裡，讓它的能量流遍全身。

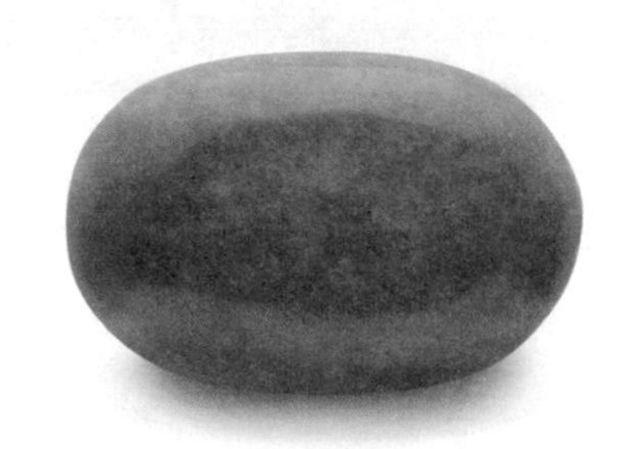

天使石（ANGELITE）

產地：祕魯。

顏色變化：淡藍色的硬石膏。

元素：心靈。

脈輪：頂輪、喉輪。

屬性：與天使溝通、更高次元的引導、深度療癒。

療癒特性：天使石擁有夢幻般的淺灰藍色，是水晶療癒師眼中力量強大的療癒用礦物。天使石僅出產於祕魯，具有獨特的振動，可為所有層面的細微身帶來慰藉、平和與舒適，包括情緒身、心智身和乙太身（參看第7頁）。天使石助你與守護天使連結、接收祂們的訊息，創造你與心靈嚮導之間的有意識連結。天使石亦作用於心智身，撫平懷疑與恐懼的內在聲音，代之以安全與安全感的保證。天使石還能強化你解讀同步訊息的能力，例如天使數字和其他來自宇宙的徵兆。

保養方式：別將天使石浸泡在水裡，以軟布清潔即可；放在祭壇上充電。

使用訣竅：當你想要與你的心靈嚮導和守護天使連結時，可握住天使石或利用它進行冥想。你可以將天使石放在身上，有助於你放鬆及釋放緊張。

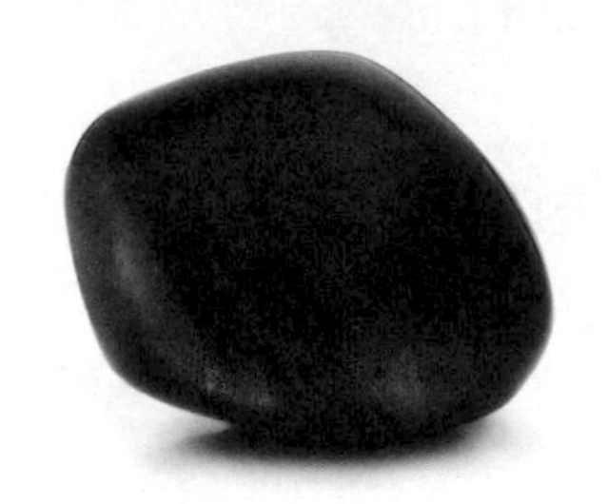

阿帕契之淚(APACHE TEAR)

產地：美國西南部和墨西哥。

顏色變化：產自火山的半透明黑曜石，顏色從深棕到半透明黑色不等。

元素：火、土。

脈輪：海底輪。

屬性：保護、吸收、接地。

療癒特性：乍看之下，阿帕契之淚似乎是純黑色，但湊近光檢視，會發現它其實是透明的。阿帕契之淚藉此教導我們，如何在黑暗的時期找到光。它有助於揭露潛藏的問題根源，好讓我們能設法解決問題，而非只是處理表徵。阿帕契之淚據說能吸收痛苦和悲傷，使情緒身獲得深度的療癒。它也能助你覺察可能被忽略的行動，讓你明白你的行動如何影響其他人。當你需要遺忘時，阿帕契之淚能派上用場，它提供穩定感，保護你不受苛刻或愛控制之人的影響。

保養方式：用水沖洗；置於陽光下二十分鐘藉以充電。

使用訣竅：將阿帕契之淚放在枕頭下，趁著睡覺時讓它為你清空情緒身。你亦可將阿帕契之淚帶去工作場所，擊退好管閒事或咄咄逼人的同事。利用阿帕契之淚進行冥想，可找出造成能量阻塞的潛在原因。

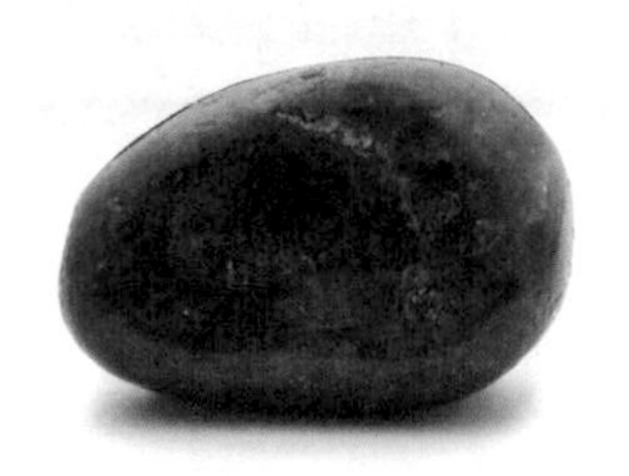

磷灰石（APATITE）

產地：遍及全世界。

顏色變化：藍色是最常見的顏色，黃色和綠色比較罕見。

元素：風、火。

脈輪：喉輪（藍）、太陽神經叢輪（黃）、心輪（綠）。

屬性：激勵、放大、連結。

療癒特性：磷灰石有助於放下害羞和內向的性格。我們往往因為過於在意別人的感想，而無法明確說出所思所想或真正的心意。藍色磷灰石可以免除此事，其頻率也從思考的時間縮短到言語的時間，真心話快速被傳達而非過度思考。黃色磷灰石可助你在該採取行動的時候不至於退縮；使害怕成為關注焦點之人，或對處於大庭廣眾之下、公開講話感到恐懼者獲得自信。如果你難以開口說出自己的感覺，綠色磷灰石有助於你維護關係。

保養方式：用鈴鐺或頌缽進行淨化；放在祭壇或充電水晶陣充電（參看第109頁）。

使用訣竅：當你面對可能讓你變得猶豫的情況，又無法說出必須說的話，或者做必須做的事時，可以攜帶或佩戴磷灰石。這是非常適合老師或做簡報者使用的水晶。

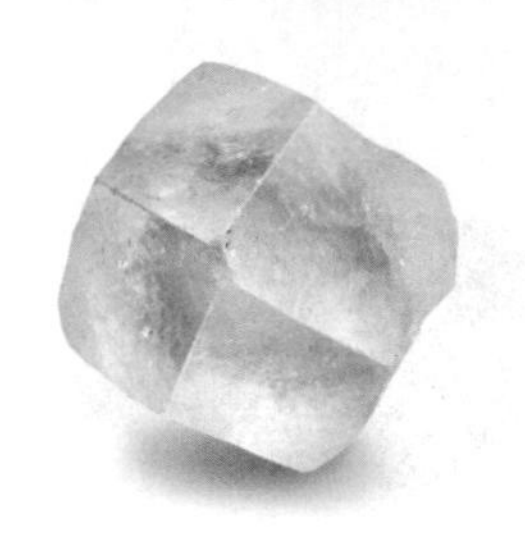

魚眼石(APOPHYLLITE)

產地：印度。

顏色變化：這是一種沸石礦物，通常呈透明無色，有時帶著極淡的綠色調。魚眼石一般與輝沸石伴生，形成簇狀或個別晶柱。

元素：心靈。

脈輪：頂輪。

屬性：能量、放大、靈性覺知。

療癒特性：玻璃似的魚眼石稜錐體似乎自含一種氛圍，傳播出能激發啟示和高次元靈性覺知的強大高振動頻率。如果你想要進化到更高的層次，魚眼石是不可或缺的水晶。無論你渴望在心靈或物質層面得到成長和提升，魚眼石都能助你看見進展，使你努力下的成果浮現出來。魚眼石亦有助於開啟可能超乎你想像的更高潛力，其振動也有助於放下冷漠，用樂觀精神取代不情願，注入必要的改變。

保養方式：在滿月時進行淨化；放在祭壇充電。

使用訣竅：冥想時，將魚眼石放在眉心輪，可開啟心眼、淨化靈氣，並激發直覺與靈性覺知。魚眼石是水晶陣中絕佳的發電機（參看第20頁），也是祭壇中央力量強大的擺設。

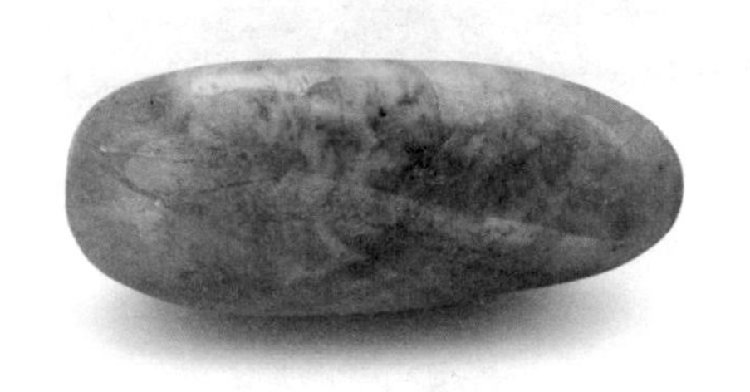

海藍寶石(AQUAMARINE)

產地：遍及全世界。

顏色變化：綠柱石一族的藍色成員，顏色從淡藍到藍綠色不等。

元素：水。

脈輪：喉輪、更高心輪。

屬性：淨化、反射、平靜。

療癒特性：海藍寶石是海之石，具備淨化水元素的能力，有助於排除負面想法，溶解心智的阻礙。海藍寶石是反射石，如同一面鏡子，使你深自內省，亦能助你處理不知所以，但他人認為顯而易見且清楚明瞭的事物。海藍寶石溫和地鼓勵你放下否認，如此將有益於溝通，讓想法清楚地被傳達或接收，促進健康的合作與妥協，而非質疑與爭辯。當雙方為了更大的利益，而非個人動機必須達成共識時，海藍寶石能發揮良好的功效。

保養方式：以月光淨化和充電。

使用訣竅：將海藍寶石置於床頭櫃，可為臥室帶來平靜。進行坦率的談話時，不妨佩戴或握著海藍寶石。

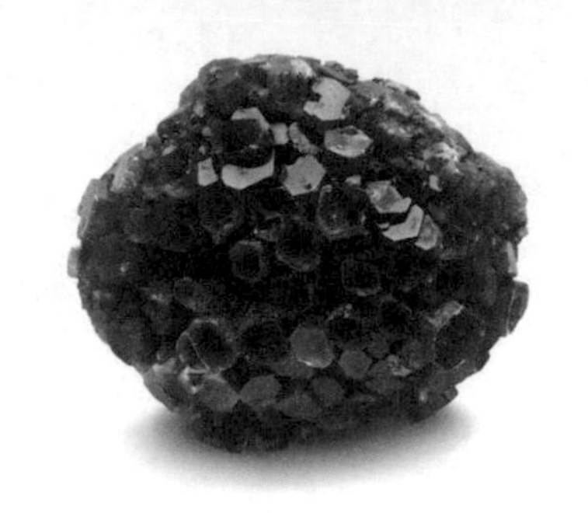

霰石(ARAGONITE)

產地：摩洛哥。

顏色變化：呈淡紅棕色的星形晶簇，或經過拋光的典型藍白色石頭。

元素：土。

脈輪：臍輪（星形晶簇）、喉輪、頂輪（藍）。

屬性：解毒、釋放、突破。

療癒特性：霰石能助你破除創作障礙、杜絕怨恨，溶解憤怒的心結。霰石使你回歸以自我為中心，而非專注於他人的舉動，並提醒你真正重要的事物。當你要嘗試新事物時，霰石能助你提升自信，克服恐懼。霰石的能量帶著星星或太陽的振動，朝四面八方輻射，這意味著霰石能助你了解最好的方向或抉擇。它協助你突破限制，鼓勵你跳脫框架思考。

保養方式：不可浸泡在水裡，需置於乾燥的粗海鹽上淨化；置於陽光下二十分鐘進行充電。

使用訣竅：握著霰石貼近臍輪，深呼吸以破除憤怒結，吸氣時吸進能量；吐氣時則導引能量向下進入地底。在從事需要靈感的創意計畫時，可將霰石擺在你的書桌上。

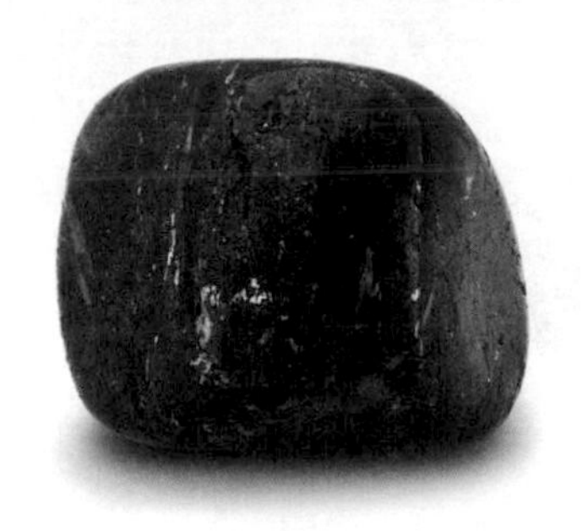

星葉石(ASTROPHYLLITE)

產地：產地稀少，僅發現於加拿大、美國科羅拉多州、格陵蘭島、挪威和俄羅斯。

顏色變化：黑色帶有彩虹閃光。

元素：心靈。

脈輪：眉心輪、海底輪。

屬性：靈魂旅行、接納自我、目的。

療癒特性：星葉石與靈魂旅行有關，這是用來探索超越時空限制的靈魂領域，以及理解更高次元的一種冥想形式。這種探索會讓你更明白自己存在的目的。星葉石助你了解為何人生中必須面對某些挑戰，若出現相同的模式，往往是因為你沒有從中學到教訓。如果你難以理解為何會重蹈覆轍，星葉石能助你看穿問題背後的訓誡宗旨。我們都是透過挑戰而成長，從中學習以更接近真實的自我。星葉石是協助我們達成這個目的的嚮導。

保養方式：用鼠尾草或聖木煙燻淨化；以燭光或月光充電。

使用訣竅：當你發現自己一再遭遇相同的阻礙時，可隨身攜帶星葉石。進行冥想時，將它握在手裡，或放在枕頭下可帶給你具有啟示的夢境。

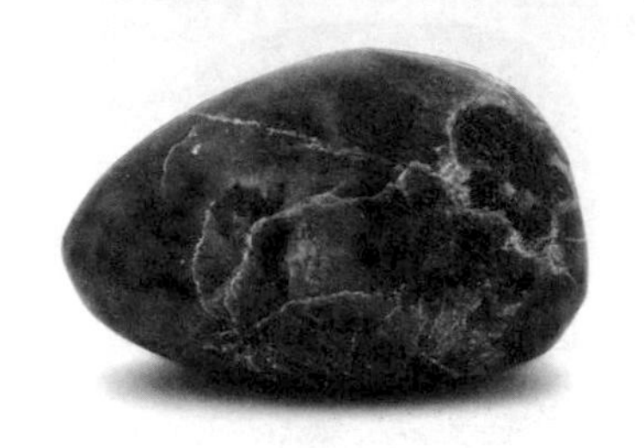

亞特蘭提斯石（ATLANTISITE）

產地：澳洲。

顏色變化：亞特蘭提斯石是含有紫色菱水碳鉻鎂石（Stichtite）的綠色蛇紋石。

元素：水。

脈輪：眉心輪、心輪。

屬性：平衡、智慧、前世記憶。

療癒特性：這種非常特別的複合石是少數連結眉心輪與心輪的石頭。亞特蘭提斯石常被用於喚起前世的記憶，尤其當你的前世接受了智慧教誨。它能幫助你記起研究與學習過的事物，也可用於深入修復有數世淵源的關係。亞特蘭提斯石能避免嚴重的物欲，例如過度關注金錢或財產。它助你秉持萬事有起有落，我們終將種豆得豆，種瓜得瓜的道理。將亞特蘭提斯石放在身上能提醒你，辛苦工作必然能得到回報一只是未必盡如你所期待的那樣。

保養方式：以煙燻淨化；利用滿月充電。

使用訣竅：當你解決深刻的關係問題時，不妨攜帶亞特蘭提斯石。你也可以藉由它來放下對於匱乏的恐懼，以及與金錢相關的問題。亞特蘭提斯石與透石膏是絕佳的組合。

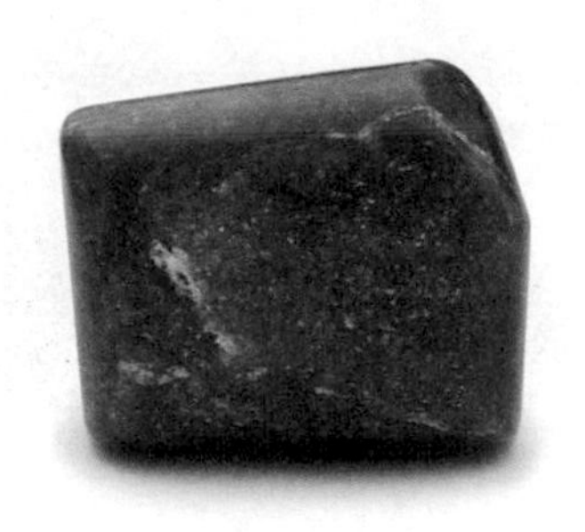

東菱石（AVENTURINE）

產地：美國東北部、南非、中歐、中國、印度及日本。

顏色變化：最常見的顏色是粉紅和綠色；也有橙色或藍色。所有東菱石都是內含鉻白雲母（Fuchsite Mica）的石英。

元素：土、水。

脈輪：心輪（粉紅和綠色）、臍輪（橙）、喉輪（藍）。

屬性：積極、心的療癒、繁榮。

療癒特性：東菱石適合放進口袋或當成首飾佩戴，幾乎是每位水晶收藏者的必備之物。東菱石閃耀著綠色或粉紅光采，不僅有助於開啟運氣和愛的管道，也是用來處理情緒和悲痛的療癒之石。東菱石是喜悅之石，帶著它能提振你的心情。東菱石亦是愛與美、富饒暨生育力女神維納斯之能量的共振水晶，它具有放大能量的功效，鼓勵你在愛情和工作上不斷朝著健康的方向前進。

保養方式：用水沖洗；藉由滿月或放在祭壇上充電。

使用訣竅：當你需要開闊自己以接納愛和支持的時候，可以握著東菱石貼近心輪。綠色東菱石可設定為招財的法寶。

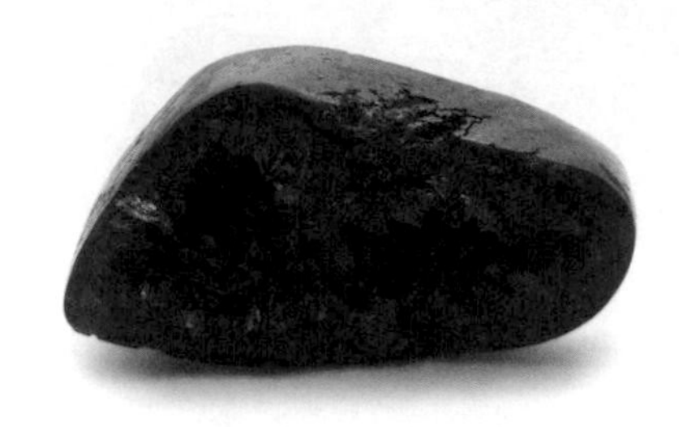

藍銅礦(AZURITE)

產地：遍及全世界。

顏色變化：藍銅礦是孔雀石的深靛藍色近親。

元素：風。

脈輪：眉心輪、喉輪。

屬性：更高層次的思考、靈活性、心靈發展。

療癒特性：藍銅礦可助你找到跨越、繞過或穿越阻礙的創意辦法。當你感到挫折或受困於某件事情，可以握著藍銅礦或用它進行冥想，讓自己接納你不曾考慮過的可能性。若你難以做出決定，握著藍銅礦能幫助你確認最佳選項——有時甚至會冒出更好的選項！藍銅礦也能激發有意義的談話，讓雙方超越表面的話題而談得更深入。藍銅礦有益於教師、作家、藝術家和諮商師。

保養方式：不可浸泡在水裡。利用鈴鐺、頌缽或其他風元素方法進行淨化；在祭壇上充電。

使用訣竅：若關節或肌腱因過度使用、重複的動作而疼痛，可以握著藍銅礦貼近患部。正因為藍銅礦有助於提升心智的靈活度，因此也能促進身體的靈活度。

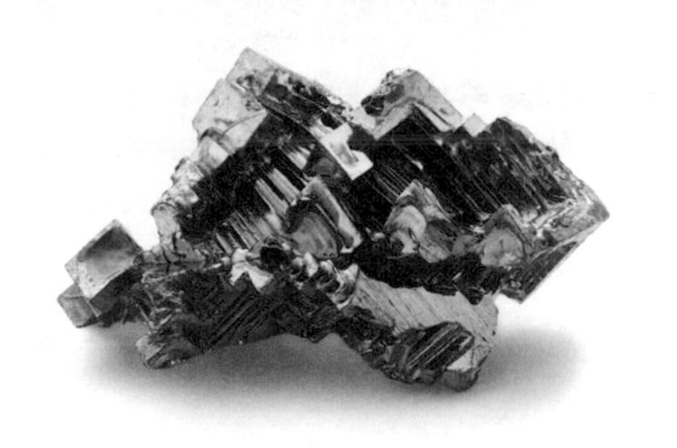

鉍(BISMUTH)

產地：遍及全世界。彩虹鉍水晶為實驗室產物，是液態的鉍冷卻所形成。

顏色變化：主要是藍色或金色，但涵蓋彩虹的所有色譜。

元素：心靈。

脈輪：全部。

屬性：內在力量、脈輪平衡、不受時間限制的連結。

療癒特性：你是否曾與其他年代或時代的人產生連結？有沒有人說你是老靈魂？如果你有這樣的經驗，那麼擁有一顆具有療癒作用的鉍水晶，對你會有好處。鉍是不受時間限制的連結石，能幫助你取得前世和古代記憶。鉍作用於整個脈輪系統，如果你在進行脈輪療癒，可以用它取代其他任何水晶。

保養方式：不可浸泡在水裡。請小心處理鉍，因為它是柔軟的礦物。鉍不適合隨身攜帶，但擺在祭壇上或者在冥想時持握之效果良好。

使用訣竅：將鉍置於水晶陣中央，可助你設定意圖並連結其他水晶。握著這種水晶導引冥想或聲音浴，可活化更深層的經驗。

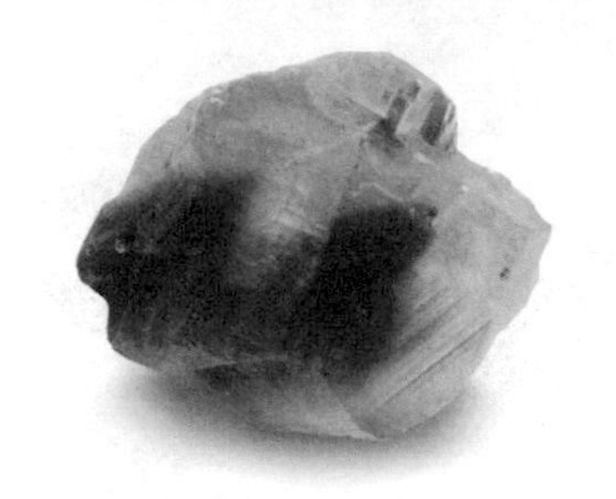

方解石（CALCITE）

產地：遍及全世界。大多數用於療癒的方解石產自墨西哥。

顏色變化：方解石有多種顏色，包含綠、藍、紅、金、蜂蜜、鮭魚（如圖所示）、水綠、白色，還有結合條紋的外觀。錳方解石是粉紅帶白色條紋的特殊形式。

元素：水。

脈輪：對應石頭的顏色（參看第136頁的脈輪顏色指南）。

屬性：解毒、吸收、撫慰。

療癒特性：方解石自成一族，質地比石英柔軟許多。方解石是一種吸收水晶，就像海綿一樣，可吸取身體的痛苦——無論是情緒、心理或肉身的痛苦。方解石如同蠟一般的感覺不同於石英的玻璃質地，用它貼近任何疼痛的身體部位，都能達到撫慰的效果。方解石也可用於清理阻塞的脈輪，方法是將它貼近該部位，利用呼吸法和想像力協助開啟脈輪。

保養方式：用水沖洗；藉由月光或透石膏充電。

使用訣竅：將方解石放進浴缸進行療癒浴。進行脈輪療癒時，可以握著藍色方解石貼近疼痛的喉嚨；綠色方解石貼近心輪；蜂蜜色或金色方解石貼近太陽神經叢輪。

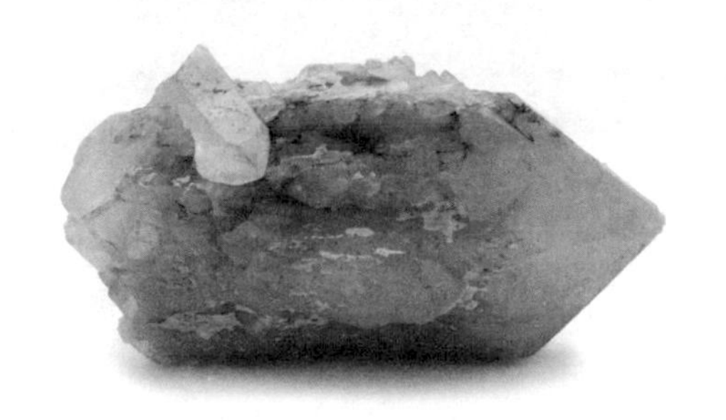

蠟燭石英(CANDLE QUARTZ)

產地：馬達加斯加。

顏色變化：通常是乳白色，有一顆主水晶，側面圍繞生長著許多顆較小的水晶，形狀如同蠟燭，也稱作鳳梨石英。

元素：心靈。

脈輪：頂輪。

屬性：連結、和諧、支持。

療癒特性：據信乳白或不白水晶晶柱具備陰性能量；透明的石英晶柱則具備陽性能量，與乳白或不白水晶晶柱搭配，可合力平衡能量。蠟燭石英含有靈性智慧，可助你與宇宙意識連結，使你更能覺察同步性，連結至世間萬物的潛在模式。當你擁有多樣化的群組（無論是人或想法）又想找到其中的共通性時，蠟燭石英的功效良好。正如許多小水晶圍繞著較大的中央水晶生長，蠟燭石英象徵支持以及個人對於群體利益的重要性。蠟燭石英能促進團隊合作與和諧，幫助大家分享共同的願景，同時貢獻自己特有的才能。

保養方式：放在祭壇或水晶陣，用鈴鐺或頌缽淨化和充電。

使用訣竅：將蠟燭石英置於心輪，尖端朝下，使其能量和教誨注入身體。建議放在需要多人通力合作的實體空間中。

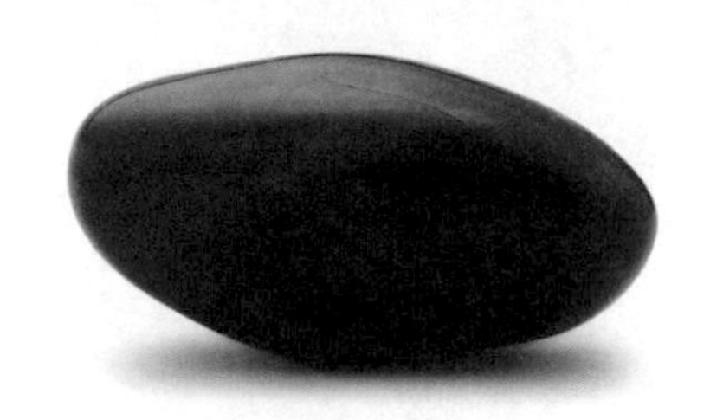

光玉髓(CARNELIAN)

產地：巴西、馬達加斯加、南非、澳洲、印度、美國及歐洲。

顏色變化：從淡橙至深紅不等，有時帶條紋或白色或半透明的部分。

元素：火。

脈輪：臍輪、海底輪。

屬性：能量、性慾、力量。

療癒特性：當你需要激勵或動機時，光玉髓能派上用場。光玉髓可提供刺激與能量，有助於啟動事物並維持其運轉。它能使你連結內在的力量，提醒你處於安全的境地。作為性慾石，光玉髓也能激起床笫之間的熱情（不過你在睡覺時，大概不會想把光玉髓放床邊，因為它可能讓你的精力過於充沛）。光玉髓極適合放在辦公室以提升生產力，無論你是否已經是領導者，或正努力在不同生活層面培養領導特質，它都能激發領導力。光玉髓也可用於消除喉輪的阻礙。

保養方式：用水沖洗；以日光充電。

使用訣竅：在你有許多事情需要完成的期間，或者需要發揮力量的情況下，不妨隨身攜帶光玉髓。

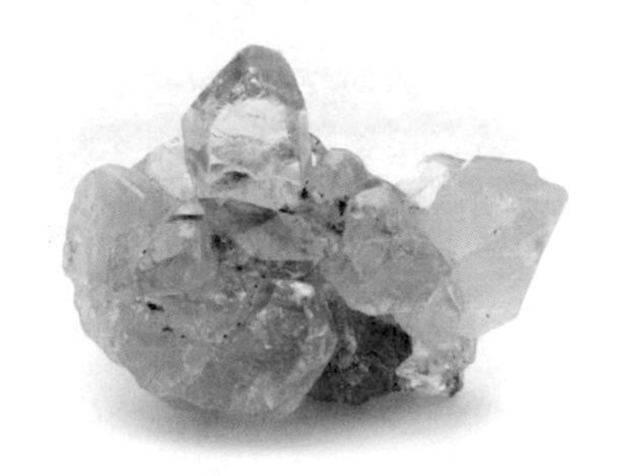

天青石(CELESTITE)

產地：巴西、中國及馬達加斯加。

顏色變化：這種淡藍色的石頭以晶簇、晶洞或單一水晶的形式存在。

元素：心靈、風、水。

脈輪：頂輪、喉輪。

屬性：與天使連結、內在平靜、靈性環境。

療癒特性：天青石有助於開拓通道，促進更高層次的思維，有益於心靈與智能的平衡。天青石可撫平內在的爭辯，帶來內心平靜，無論放在什麼地方，都可以創造出更平和、更有靈性的環境。這種特性使之成為祭壇或冥想空間的絕佳附加物。天青石有助於我們連結守護天使，於祈願或冥想時成為焦點；對於被恐懼和憂慮壓垮的人，則可恢復他們的信心和勇氣，也能清除因爭吵或創傷經驗留下的氣氛。

保養方式：小心處理這種脆弱的石頭。利用月光或將之置於祭壇上來淨化和充電。

使用訣竅：將天青石置於祭壇中央、架子或桌子上，或放在水晶陣中央。

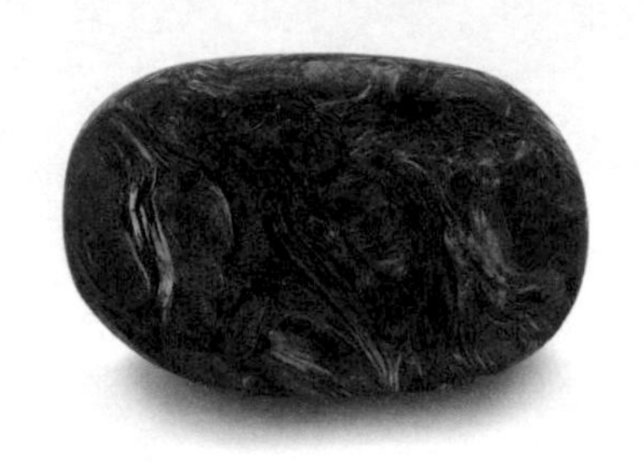

紫矽鹼鈣石(CHAROITE)

產地：西伯利亞。

顏色變化：纏繞的薰衣草色、白色和黑色。

元素：風、心靈、土。

脈輪：眉心輪（主要）、頂輪、海底輪。

屬性：心靈覺知、靈感、放大、心靈接地。

療癒特性：紫矽鹼鈣石是進階的心靈啟動石，具有強化直覺的能量，有助於理解象徵、同步性和謎一般的訊息。如果你是天生敏感的人，能感覺或看見這些事物，但不確信如何解讀或利用，紫矽鹼鈣石能幫助你拼湊出答案。紫矽鹼鈣石的能量途徑是從頂輪接收導引，藉由眉心輪察覺，並將之固定於物質世界。使用紫矽鹼鈣石的時機一到，它會讓你知道，就像學生做好準備時出現的老師。你可以利用紫矽鹼鈣石來深化對於關係、合作以及整體世界的認識。當你感覺心靈受到過度刺激時，紫矽鹼鈣石也可助你腳踏實地。

保養方式：務必小心對待這種水晶。用水沖洗；置於水晶陣或以月光充電。

使用訣竅：冥想時，將紫矽鹼鈣石置於眉心輪，可發掘隱藏的意義。當你感覺被太多訊息轟炸，需要助力以處理事情時，不妨隨身攜帶這種水晶。

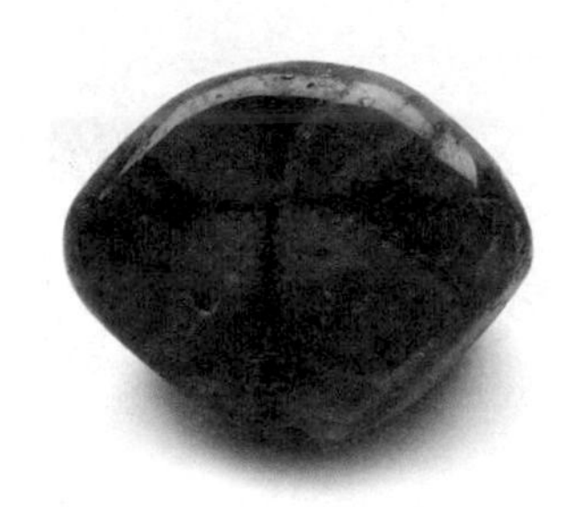

空晶石(CHIASTOLITE)

產地：澳洲、俄羅斯。

顏色變化：粉紅、橙或棕色，帶有黑色的X形標記。

元素：土。

脈輪：海底輪。

屬性：保護、航海、接地。

療癒特性：通常帶有等臂的十字形標記，象徵地球和四元素。空晶石是力量強大的避邪水晶，使家中能量接地，提供了保護與依靠。空晶石是十字路口石，幫助你活在當下。當你不知道接下來該何去何從，或不知如何敞開心胸接受種種可能性時，空晶石就像一幅用X符號標示出地點的藏寶圖，可增進你的方向感，調整你的內在羅盤。因為這個緣故，據信空晶石也有助於改善頭昏眼花、眩暈和其他身體不平衡問題。空晶石是旅人、追尋者和即將展開新旅程之冒險者的石頭。

保養方式：用水沖洗，以鼠尾草或聖木煙燻淨化；放在祭壇充電。

使用訣竅：攜帶空晶石作為護身符，可助你找到方向。如果你容易迷路，不妨將它放在車子裡。空晶石也適合作為水晶陣的中央石。

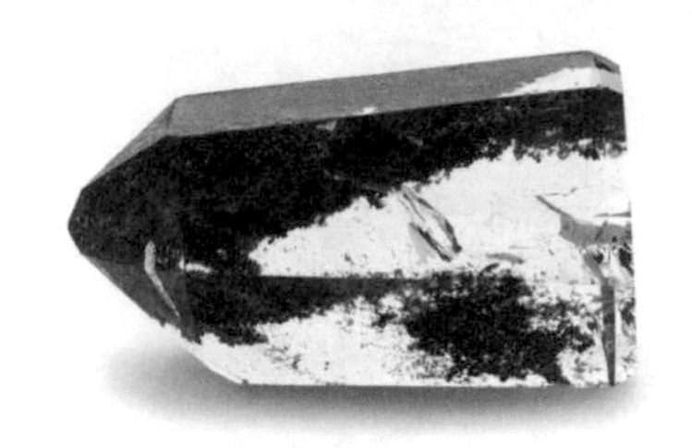

綠泥石石英(CHLORITE QUARTZ)

產地：遍及全世界，尤其是巴西。

顏色變化：白水晶內有綠色或藍色物質。

元素：水。

脈輪：頂輪、心輪。

屬性：放大、以心為中心、清除。

療癒特性：內含綠泥石的石英是一種由內而外發揮作用的石頭。若我們希望當前情勢或關係發生改變，首先，要將我們的能量向內投注，確保我們以積極有效的方式促成轉變。一味期待外在的變化往往只是徒勞，除非我們也有改變自己的相應意願。綠泥石石英有助於找出這些內在調整的切入點及時機。此外，石英放大綠泥石還具有淨化特性，可幫助淨化脈輪和細微身，也有助於保持家中或工作場所的能量潔淨。

保養方式：用水沖洗；藉由藥草或在大自然中充電。

使用訣竅：佩戴綠泥石石英或貼身攜帶可淨化靈氣，使你的能量場維持高振動狀態。若你希望想法自由流動，可以在房間放綠泥石石英。

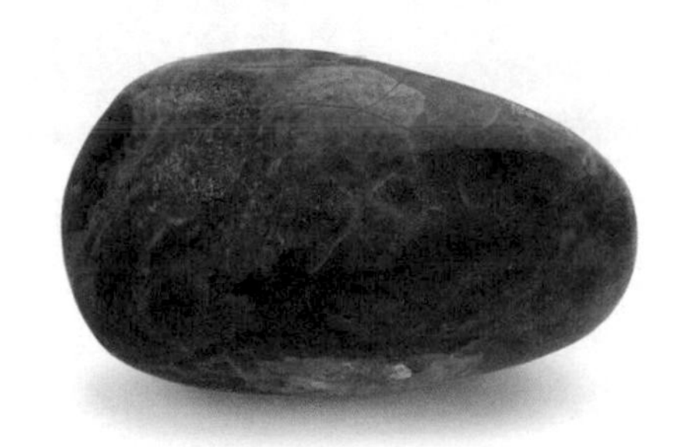

矽孔雀石（CHRYSOCOLLA）

產地：遍及全世界，高品質的矽孔雀石大多產自祕魯。

顏色變化：涵蓋藍至綠的色譜，偶然帶有紅或黑斑。

元素：水。

脈輪：喉輪、更高心輪。

屬性：賦予能力、靈感、滋養。

療癒特性：矽孔雀石是與維納斯有關聯的銅礦，灌注了平和、美、愛與神聖女性的特質，像墨水輕輕滴入水中。呈現海藍冷色調的矽孔雀石，具備撫慰和滋養的特性，有助於鎮定不安的心和情緒。它向你顯示通往心中之心的途徑，助你將欲望投入專注的計畫並實踐之。當你想做出健全的選擇，尤其是關於飲食或面對你所妥協接受的方式時，不妨在身旁擺放矽孔雀石。這是屬於醫療人員、社服工作者、療癒師和照顧者的石頭。

保養方式：不可浸泡在水裡。以風元素的方法進行淨化和充電，例如焚香或聲音振動。

使用訣竅：在廚房利用矽孔雀石有助於養成健康的飲食習慣；放在浴室可照顧好你的衛生；放在臥室則可讓你好好休息，獲得平靜。

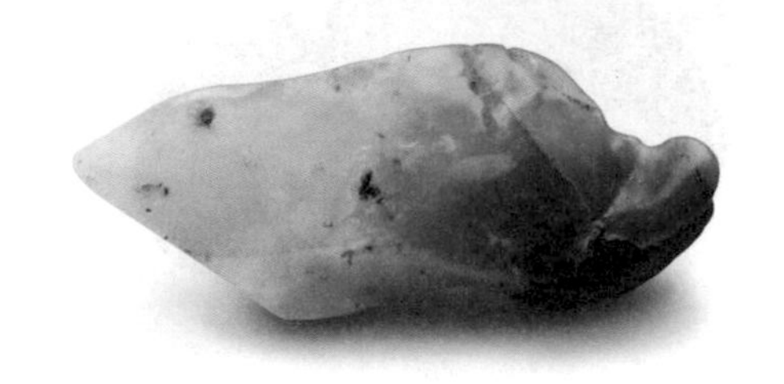

翠玉髓(CHRYSOPRASE)

產地：澳洲、美國、緬甸。

顏色變化：淡蘋果綠至深綠不等，有時帶著棕色基質（參看第21頁）。

元素：水。

脈輪：心輪、更高心輪。

屬性：吸收、激勵、解放。

療癒特性：翠玉髓是使你免於懼怕、恐懼症和噩夢的首選水晶。上述問題大多是潛意識與想像力活躍的症狀，然而，若能將之引導到健康的創造力出口，則可轉化為才能。翠玉髓深入作用於潛意識，抽除掉不理性的恐懼源頭，恢復平和與平衡。翠玉髓對於有同理心的人特別有效，因為他們天生心胸開放，有較高的可能性從他人身上吸收了過多能量——尤其是受苦的人。翠玉髓有助於你將敏感視為一種資產，提升你的意識到更高心輪，如此一來，你便可站在關愛的立場進行溝通，而不會讓你的感覺蒙蔽真理。翠玉髓也能保護居家，將負能量阻擋於外。

保養方式：用水沖洗；放在透石膏或黃水晶旁充電。

使用訣竅：將翠玉髓放在枕頭下可防止夢魘、夜驚或睡覺麻痺。進行水晶療癒時置於更高心輪。

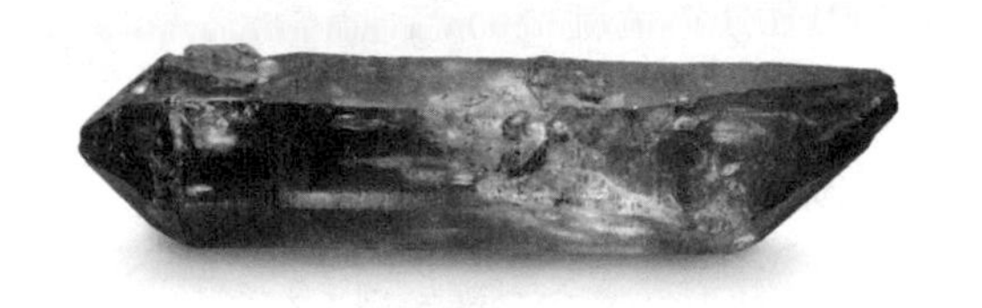

黃水晶(CITRINE)

產地：巴西、非洲。

顏色變化：從淡黃至琥珀色不等的單晶。市面上大多數的黃水晶其實是經過熱處理的紫水晶，可以從其外觀並非通體全黃，而帶有白色且看起來明顯的橙色辨別。儘管這種黃水晶仍然作用於太陽神經叢輪，但缺乏真正黃水晶自我淨化的特性。

元素：火。

脈輪：太陽神經叢輪。

屬性：實現、放大、賦予能力。

療癒特性：若要提升自我價值、意志力並了解自身價值，最適用的水晶莫過於黃水晶了。黃水晶可放大你的實踐力，讓你專注於工作，尤其當你被忽視或低估時。若你感覺迷失方向或忘記初衷，黃水晶能助你回到正軌，亦可增進你的幹勁和生產力。

保養方式：不要放在陽光下。真正的黃水晶能自我淨化和自我充電，只需用布擦拭，保持清潔即可。

使用訣竅：可攜帶或佩戴黃水晶作為個人力量的法寶；或放在錢包、錢箱或你想看見迎來富饒與繁榮的地方。

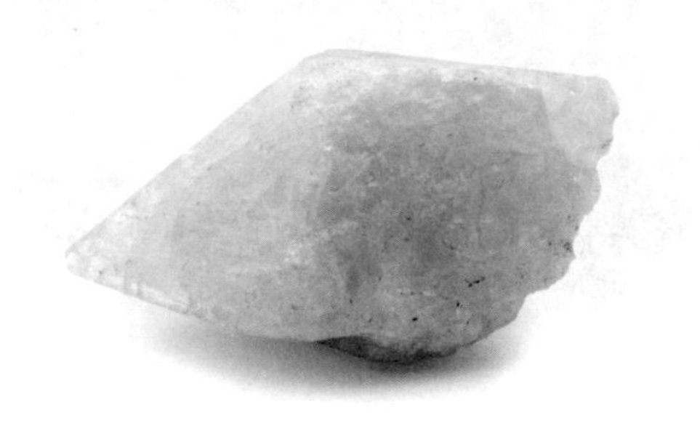

賽黃晶(DANBURITE)

產地：遍及全世界，尤以墨西哥為大宗。

顏色變化：粉紅或灰色晶簇或單晶。

元素：水、心靈。

脈輪：心輪、頂輪。

屬性：放大、能量、高頻率。

療癒特性：賽黃晶是高頻率的心輪石，其功用在於發現使你與眾不同的事物。利用這種水晶進行冥想、水晶療癒或擺設晶陣可開啟管道，助你看見自己與眾不同之處。當你攜帶或佩戴賽黃晶時，也有助於讓別人看見這些特質。賽黃晶能像廣播一樣傳送能量，常用於遠距療癒或連結遠方的人。當你感覺已經準備從粉晶「畢業」，賽黃晶會引領你進入下一個階段。它沖洗乙太身（參看第7頁），助你釋放在愛與關係中的舊模式。

保養方式：務必小心處理這種水晶。用水沖洗；在祭壇上充電。

使用訣竅：握著賽黃晶貼近心輪中心，尖端朝外，可向外散播愛給特定之人或群體，甚至全世界。若想大幅提升愛的振動，可平躺下來，將賽黃晶置於心輪中心。

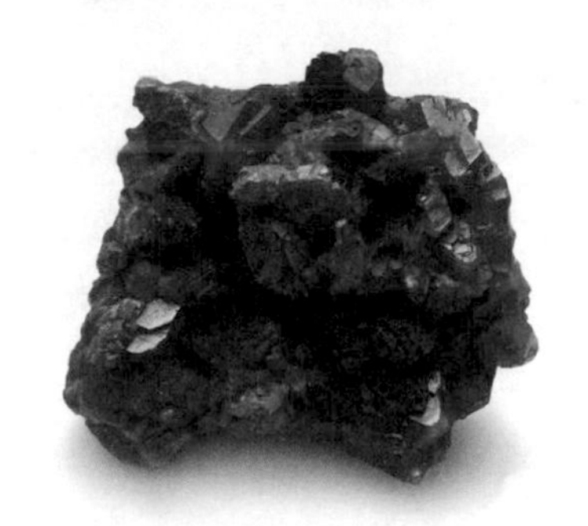

翠銅礦(DIOPTASE)

產地：非洲、墨西哥、俄羅斯。

顏色變化：深祖母綠色。

元素：水。

脈輪：心輪、更高心輪。

屬性：高頻率、活化、調和。

療癒特性：翠銅礦是極高振動的水晶，可用於打通你的靈性之路。如果你擁有療癒者的能力，或不知道該如何有效結合天賦服務他人，翠銅礦對你尤其有用。翠銅礦有調和作用，不僅有益於療癒（例如靈氣和能量療癒），亦能讓你明白如何對世界做出更多貢獻。翠銅礦也可用於呼吸法和瑜伽，提升你在這方面的進展。如果你對周遭世界有一些想法，但還需要進一步檢視，你可以將翠銅礦置於眉心輪並將意識專注於此。以翠銅礦作為門戶，可使這些想法顯現出來，方便你開始探索。

保養方式：在祭壇或水晶陣淨化和充電。

使用訣竅：將翠銅礦置於喉輪與心輪的中點，讓能量流遍全身。這種水晶比較適合獨自一人時使用，而非整天攜帶。

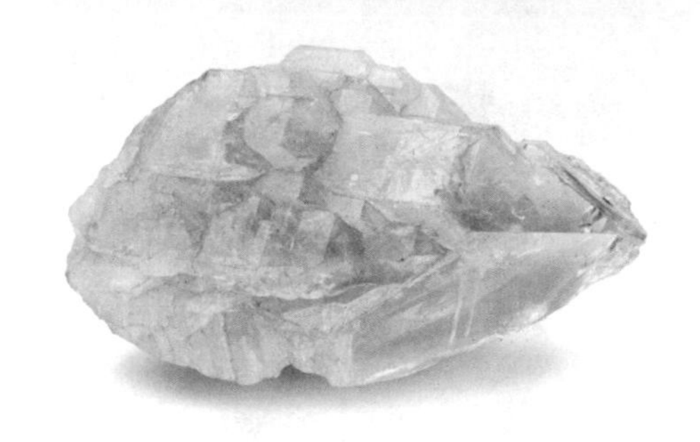

骨幹石英(ELESTIAL QUARTZ)

產地：大多產自巴西，但也見存於印度、澳洲、非洲和美國。

顏色變化：從透明到煙霧狀不等；從外觀上可看到較小的扁平水晶生長在較大的水晶上。

元素：心靈、土。

脈輪：頂輪、海底輪。

屬性：調和、活化、深度療癒。

療癒特性：骨幹石英有特殊的生長模式，較小的水晶以菱面體方式生長，看起來像城市裡層層堆疊的建築物。煙霧骨幹石英通常用於深入破除祖先的模式、前世的業，以及根深柢固的問題。透明骨幹石英開啟頂輪，釋放被誤導或有侷限性的教條或信仰。它有助於引導我們的注意力到真正需要關注的事物上，亦能灌輸自律。所有的骨幹石英都是強力調和石，可引領你進入靈性發展的下一階段；有助於吸引老師和盟友，打開機會之門。

保養方式：自我淨化；以日光和月光充電。

使用訣竅：當你在接受療癒師的療癒、進行團體冥想或參與任何儀式時，不妨隨身攜帶骨幹石英。在沐浴儀式中使用骨幹石英，可提高水的振動。

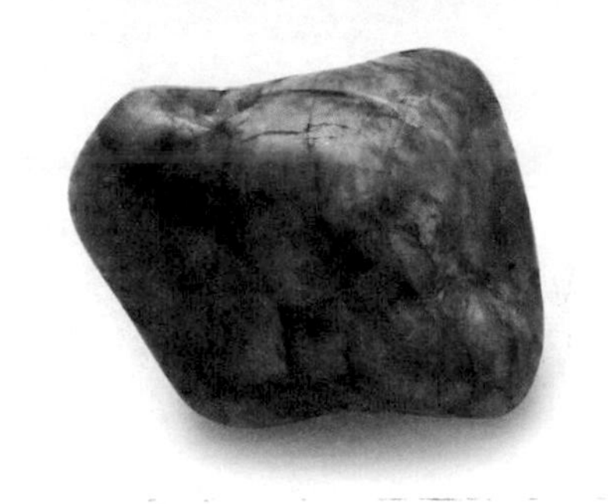

祖母綠(EMERALD)

產地：哥倫比亞、巴西、尚比亞、印度。

顏色變化：綠色，帶著黑色基質（參看第21頁）。

元素：水、土。

脈輪：心輪。

屬性：吸引力、接地、復原。

療癒特性：作為愛與美的女神維納斯之水晶，祖母綠是散發吸引力的愛之石。維納斯是女皇的原型，因此祖母綠也象徵富饒、繁榮和生育力，特別適合想要成立家庭的人。祖母綠有益於事業和關係，讓人聯想到被照顧的事物，成長茁壯後會提供回報，就像花園或果園出產花朵和果實。當你經歷負面思考或感覺疲倦不堪，祖母綠可助你恢復能量水平，使你重回樂觀的心態。

保養方式：將祖母綠帶到戶外，放在草地或樹木旁淨化和充電。待在大自然中一小時，它就能準備就緒。

使用訣竅：展開新的冒險事業、關係，或想要吸引別人時，不妨攜帶或手握祖母綠。每年春季期間，務必帶著祖母綠外出走走。祖母綠搭配紅寶石是尤其強大的組合。

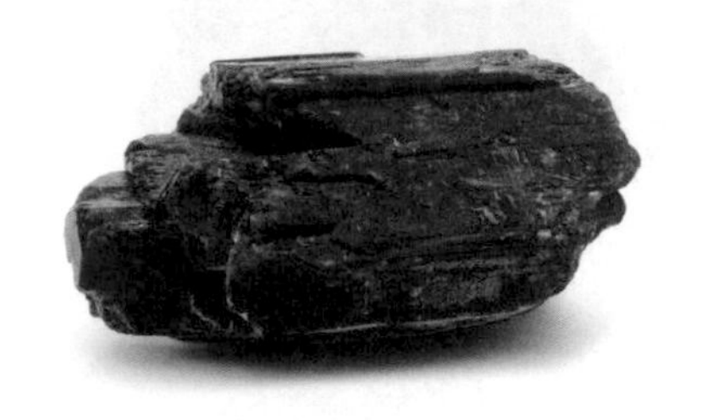

綠簾石(EPIDOTE)

產地：巴基斯坦、非洲、奧地利、墨西哥。

顏色變化：帶綠色條紋，黯淡的半透明或不透明水晶。

元素：土。

脈輪：心輪、海底輪。

屬性：放大、高頻率、保護。

療癒特性：綠簾石是具有增強效果的水晶，可放大周遭一切事物，因此綠簾石是相當適合用在水晶陣的水晶，它能強化你所設定的目的。綠簾石可提升你對於事物的關注，因此在使用綠簾石時，心中務必懷抱著你的最高目標。遇到障礙時，只要你一心一意追求勝利，綠簾石會幫助你越過、繞過或突破難關。但如果你專注於你的困境，綠簾石也會加以放大之。有了這種水晶在身旁，你很難忽略已存在之問題。綠簾石讓你直接面對行不通的事，而不得不去處理。它給予你的功課不盡然容易，但往往很有價值。

保養方式：用鼠尾草淨化；以燭光充電。

使用訣竅：當你需要振作時，可隨身攜帶綠簾石。若你一直逃避問題，但最終必須尋根究底時，可以握著綠簾石進行冥想。

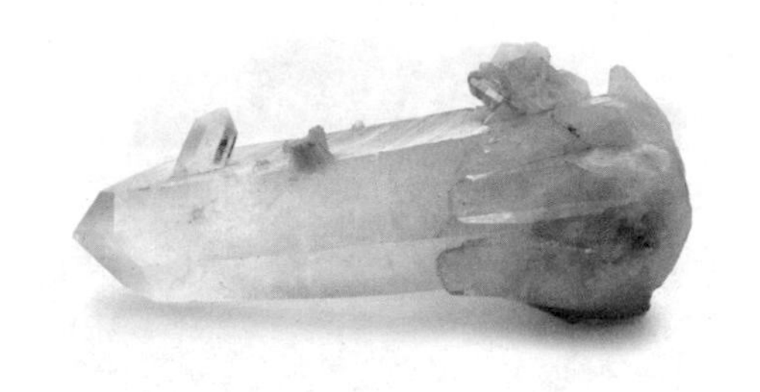

縫合水晶(FADEN QUARTZ)

產地：巴西、巴基斯坦、阿爾卑斯山脈、俄羅斯及美國阿肯色州。

顏色變化：扁平狀的水晶，其內含物像沿著長軸分布的纖維。縫合水晶是雙尖水晶（參看第20頁），經常成群出現。

元素：心靈。

脈輪：頂輪。

屬性：高頻率、放大、連結。

療癒特性：縫合石英是建立溝通的橋梁，教導我們如何自我療癒。縫合石英重新連結起自我失落的部分，可用於靈魂恢復、調和脈輪系統、打通能量阻塞和重新連結失去和諧的身、心、靈。想與心靈嚮導、個人守護天使和祖先建立連結的人，可透過縫合石英也與不同的層面及次元溝通。當你感覺失去連結且不明所以，握著縫合石英進行冥想能繞過思考的必要，讓你直接進入整合的能量中。你可以透過縫合石英確認你已遺忘，或因失敗而放棄的嗜好和活動，並重新建立這個興趣。

保養方式：務必小心處理這種水晶。用流動的水淨化；在祭壇上充電。

使用訣竅：握著縫合石英，置於兩個脈輪之間可使二者同步及合作。

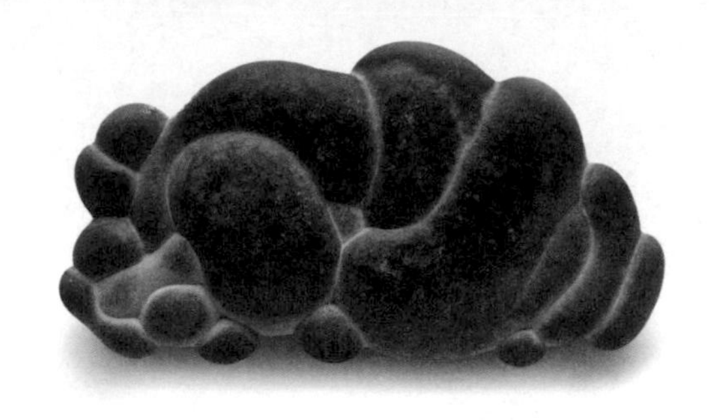

精靈石（FAIRY STONE）

產地：加拿大魁北克和安大略的哈里卡納河（Harricana River）。

顏色變化：白色、灰色或米色不等，含有方解石礦物沉積。

元素：土、水。

脈輪：臍輪、海底輪。

屬性：吸收、保護、接地。

療癒特性：這種非常特別的石頭形成於冰川湖底，由當地阿爾岡京族人（Algonquins）命名，他們視之為帶來幸運與提供保護的法寶。精靈石使你與大地的療癒能量，以及大地照顧者的角色相連結，並延伸到你的家系和根基。精靈石將這股療癒能量沿著祖先脈絡導往大地核心，指引我們探究家庭問題的根源。精靈石使這些模式浮出表面，教導我們寬恕、慈悲和放手；同時散發著古老的智慧，對人類、動物和大地間的連繫，有全面的了解。

保養方式：務必小心處理這種水晶，不可浸泡在水裡。置於乾燥的粗鹽上淨化；藉由藥草或帶到大自然中充電。

使用訣竅：若要修復深度的祖先問題，可將一顆精靈石放在枕頭下，白天時則隨身攜帶。將精靈石放在家中或工作場所，將使你更有環境意識。

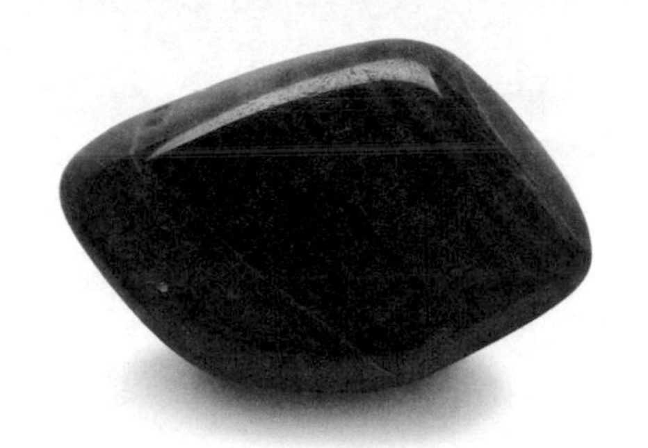

鷹眼石(FALCON'S EYE)

產地：遍及全世界，尤其在納米比亞、印度、巴西和加拿大。

顏色變化：鷹眼石是藍色的虎眼石。

元素：風。

脈輪：喉輪、眉心輪。

屬性：揭露、專注、願景。

療癒特性：如果你難以找到方向，或難以看穿眼前之外的事，攜帶鷹眼石將有所助益。鷹眼石開啟通道，讓你更清楚地看見目的地，發現通往目的地的途徑；亦可助你保持專注，避免分心。鷹眼石帶給你將想法化為行動的自信，它是願景石，能幫助你進一步明白，你想要傳送給世界的訊息。

保養方式：用鼠尾草或香淨化。鷹眼石最好的充電方式是放在你身旁或其他水晶附近，如果單獨放置或不使用會喪失其能量。

使用訣竅：練習呼吸法或進行冥想時，將鷹眼石置於你的眉心輪，可連結到你的目的地。不妨帶著鷹眼石到你需要保持專注的場合。

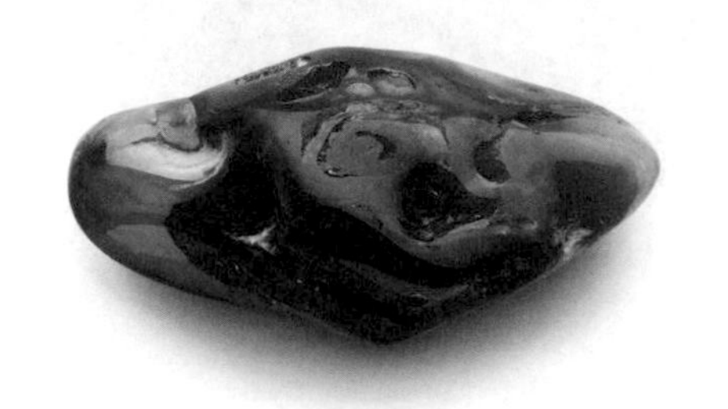

火瑪瑙(FIRE AGATE)

產地：美國南部、墨西哥。

顏色變化：紅、棕和白色的組合，帶有虹光。

元素：火、水。

脈輪：海底輪、臍輪、太陽神經叢輪。

屬性：淨化、和諧、平衡 。

療癒特性：火瑪瑙的獨特之處在於既屬火又屬水，因而具有恢復這兩種元素平衡的作用；必要時，能提供激勵與支持。火瑪瑙同時也具備月亮和太陽屬性，含有「食」的能量，在發生這些天文事件期間可發揮作用。火瑪瑙使事物浮出表面，促其釋放，並透過火的轉化能量予以淨化。火瑪瑙可喚醒創造的火花，讓事情不再被擱置並開始運轉；連結我們的行動和欲望，增進生產力及健全的創意表達。火瑪瑙也有益於火象人和水象人之間的關係，為這種極端的組合帶來平衡。

保養方式：用水沖洗。以燭光或同等分量的日光和月光充電。

使用訣竅：從事創意工作時可攜帶火瑪瑙；將它置於水晶陣或祭壇上，於滿月儀式中使用。

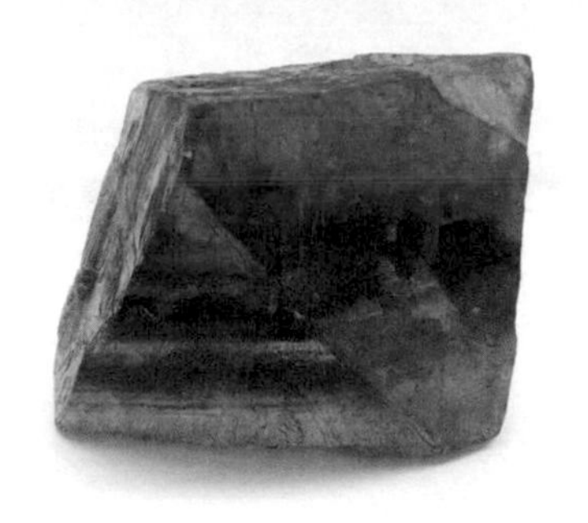

螢石(FLUORITE)

產地：遍及全世界，大多產自中國、印度和美國。

顏色變化：包含綠、藍、紫、透明、黃、粉紅或虹彩等色。晶體形狀有菱面體的冰洲石、八面體或正方體晶簇。

元素：風。

脈輪：對應石頭的顏色（參看第136頁的脈輪顏色指南）。

屬性：吸收、明晰、聚焦。

療癒特性：螢石使你免於過度思考、過度反應以及不必要的推測和分析。當你思慮過度或接收太多外來意見時，螢石的淨化振動可梳理能量節，解開糾結的心思；亦有助於緩解頭痛和偏頭痛。螢石可切開「雜音」，讓情勢明朗化，使你更容易做出決定，拋除不再適用的舊思維。

保養方式：遠離陽光。用水沖洗；在祭壇上充電。

使用訣竅：當你頭痛發作或感覺頭暈時，不妨握著螢石貼近頭部，放輕鬆並深呼吸，維持至少十分鐘。記得每次使用之後需要淨化。

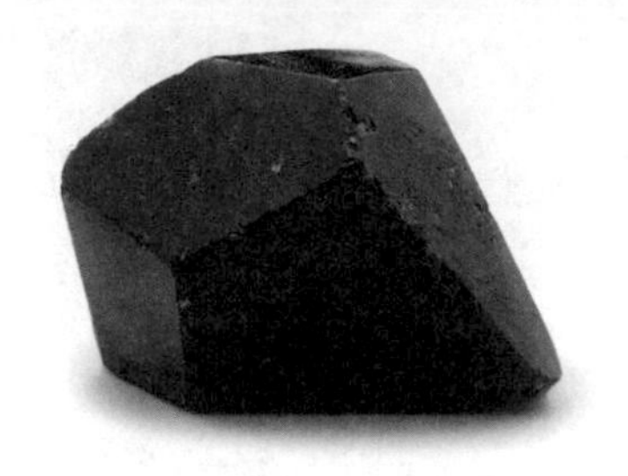

石榴石（GARNET）

產地：遍及全世界，大多產自印度、巴基斯坦、中國和加拿大。

顏色變化：紅或綠色，另有星光石榴石（Star Garnet）。

元素：土、火。

脈輪：海底輪。

屬性：保護、根基、接地。

療癒特性：石榴石使你連結現實，站穩腳步而不感覺沉重；使你依靠大地的水晶核心，活化你能量場的最低點地星（Earth Star，大約位於地表下方一英尺處）。石榴石有助於激發你的想法並加以落實，防止退步；灌注你改善實體環境的意圖，使你待過的地方變得比以前更好，亦可改善你的身體或實質居所的物質面。石榴石與安全感和安全的能量共振，藉由反射個人的力量和存活能力，有助於療癒童年創傷。

保養方式：用水沖洗；以日光充電。

使用訣竅：進行冥想時，如果你躺下來保持接地，可將石榴石置於你的大腿上或雙腳之間。利用石榴石使你的住處呼應大地能量；當你要改善居家環境時，可以帶著石榴石。

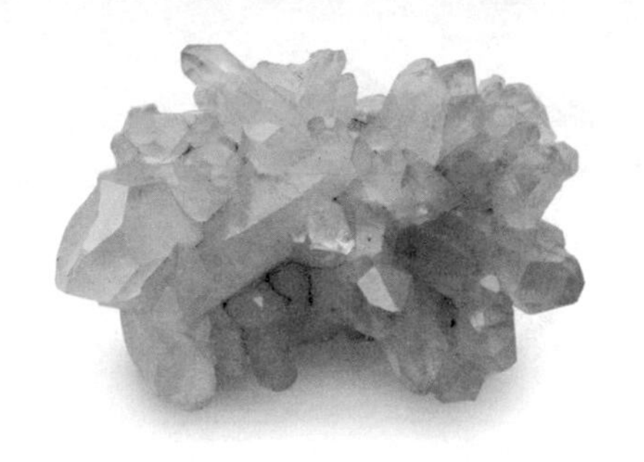

金色療癒者石英
(GOLDEN HEALER QUARTZ)

產地：美國阿肯色州、巴西。

顏色變化：晶簇或單晶柱，晶柱外表或內部為金色。顏色從淡黃到深芥末黃不等。

元素：火。

脈輪：太陽神經叢輪。

屬性：放大、復原、深度療癒。

療癒特性：金色療癒者石英為水晶療癒者所珍視，可深度修復乙太身（參看第7頁）；釋放或緩和不安全感，有助於平衡自我，並且以自我為中心。因創傷事件或受虐關係而減損自我價值的人，可使用這種水晶清除與該事件或相關之人的連繫，恢復愛自己的能力與個人力量。金色療癒者石英以謙遜平衡自信，解除你想要證明自己的需求，讓你用行動來說明一切。對於想以身作則的人而言，金色療癒者石英是絕佳的水晶；在你有必要好好照顧自己時幫助你，特別是當你一直專注於照顧別人時。

保養方式：用聖木煙燻淨化；以日光或燭光充電。

使用訣竅：當你需要重新找回自我，可攜帶金色療癒者石英。當你感覺已經將能量全都發送給別人了，將金色療癒者石英放在水晶陣或祭壇，可吸取你的能量重回自己身上。

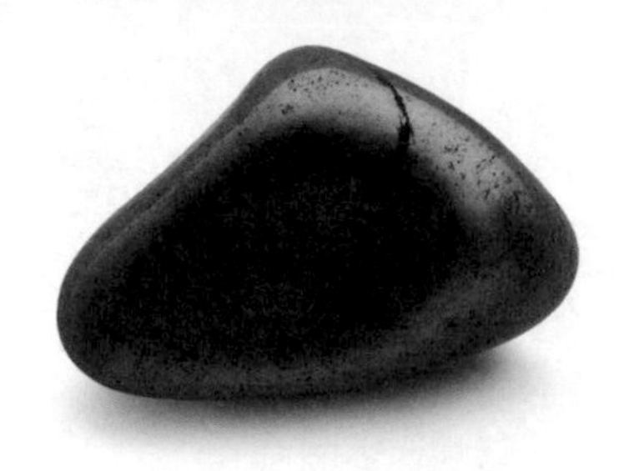

赤鐵礦(HEMATITE)

產地：巴西、中國、北美洲。

顏色變化：通常是金屬銀色。在未加工狀態或內含於其他礦物中時，呈現紅色。

元素：土、火。

脈輪：海底輪。

屬性：保護、反射、接地。

療癒特性：赤鐵礦具備鏡子般的特性，有助於使你保持專注以完成某項任務；助你將能量投入可預期獲得最大回報的事，並且在你遭遇阻礙時不輕言放棄。赤鐵礦也具有保護力，因為它替持有者或佩戴者反射負能量。當你感覺到吃不消時，赤鐵礦憑藉其沉重的重量，帶來一種健康的安全感，以及使你連接大地的能量。赤鐵礦有助於釋放神經緊張和社交焦慮，對難以設定界限的人十分有利，可作為建立界限的試金石。

保養方式：用水沖洗；以日光充電。

使用訣竅：當你想要保持工作順利或趕在截止日期完成工作，可以攜帶赤鐵礦。如果吵鬧或忙碌的社交場合讓你感到焦慮，攜帶或佩戴赤鐵礦，將使你更有安全感，更能掌控你的個人空間。

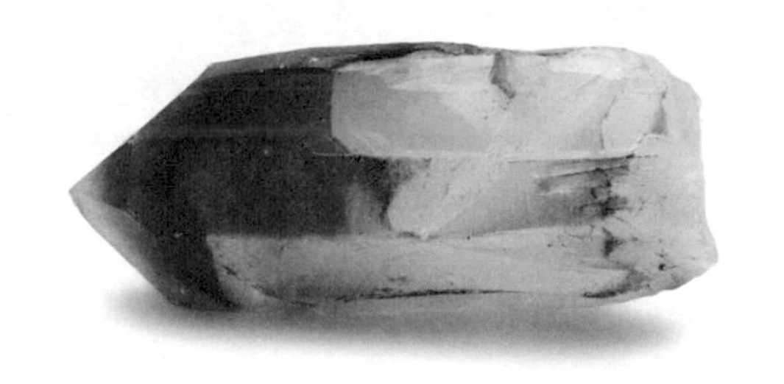

血紅石英(HEMATOID QUARTZ)

產地：遍及全世界。

顏色變化：白水晶中內含棕色至淡紅色不等的赤鐵礦，有時出現在表層，有時像幻影一樣從內部浮現。

元素：火、土、心靈。

脈輪：頂輪、海底輪。

屬性：活化、接地、轉化。

療癒特性：血紅石英具備接地和放大功能，能從頭到底調和脈輪系統，疏通乙太身中的阻塞。血紅石英擁有許多自由流動的般那能量（參看第21頁），能提振動機和幹勁；利用個人的雄心，導引能量注入創造性的活動。血紅石英可放大個人對小我和大我做出正面貢獻的能力；消除自我破壞的傾向，有助於以正面積極取代負面消極。血紅石英能建立較高次元之心靈能力與物質領域間的橋梁，因此它能幫助你更清楚覺察祈願、儀式和冥想等活動的具體結果。

保養方式：不可浸泡在水裡。以日光淨化和充電二十分鐘。

使用訣竅：攜帶或利用血紅石英進行冥想，有助於打破做事虎頭蛇尾、不了了之的循環。隨身攜帶血紅石英，直到你完成已經被拖延的任務或計畫。

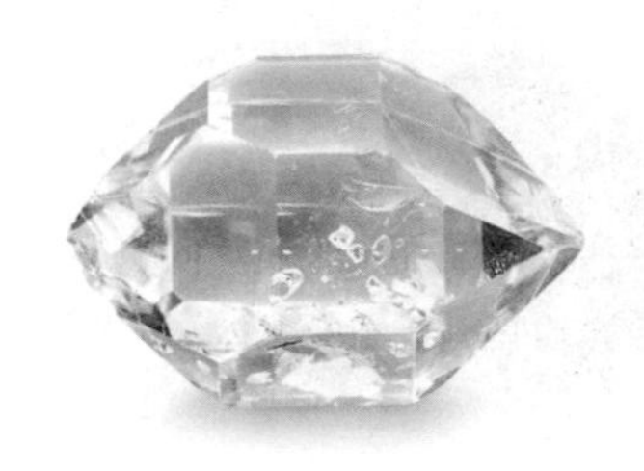

赫基蒙鑽(HERKIMER DIAMOND)

產地：美國紐約州赫基蒙。

顏色變化：小型透明的雙尖水晶（參看第20頁），兩個尖端距離相當短。另有一種類似的水晶出產自巴基斯坦，稱作巴基蒙鑽（Pakimer Diamond）。

元素：心靈。

脈輪：頂輪。

屬性：放大、活化、明晰。

療癒特性：赫基蒙鑽相當適合用來開啟頂輪，連結你與你的高我。赫基蒙鑽是一種極高振動的白水晶，具備類似真鑽的振動。這種水晶可縮短詢問與接收答案之間的時間，有助於靈性覺醒。赫基蒙鑽可打開通往靈感的大門，在你努力探尋靈魂目的時，有助於你的突破；當你需要大幅增強能量時，可提振你的心情和精神。赫基蒙鑽通常為雙尖形式，此外型有助於能量往兩個方向移動。如果你想要傳播訊息給全世界，它是強力的發送器。赫基蒙鑽易於設定，可使你保持正向的心態。

保養方式：用水沖洗；在祭壇或充電水晶陣充電（參看第109頁）。

使用訣竅：將赫基蒙鑽置於充電水晶陣中央，設定並專注於你的目的；亦可用它來連結肯定語和真言。

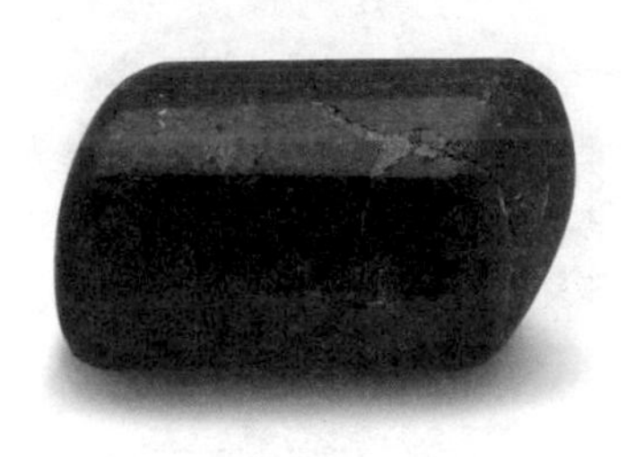

堇青石(IOLITE)

產地：印度、馬達加斯加、緬甸、澳洲。

顏色變化：靛藍／紫，有時帶著日光石（參看第227頁）內含物。

元素：風。

脈輪：眉心輪、喉輪。

屬性：活化、連結、平衡。

療癒特性：堇青石有助於你培養直覺，開啟心智和眉心輪，讓你知道幻想和現實的差別；達成明確的進展，而非過度思考。堇青石平衡心智的兩邊，讓你能同時運用邏輯和直覺，想出有創意的解決之道，也有助於平衡人格中陰與陽的部分。堇青石搭配聲音療法的效果特別好，例如聲音浴、音叉或音樂冥想。它可助你接收願景和更高層次的想法，有策略地進行闡述，使之得到解釋和執行。堇青石是適合教師和導師的石頭。

保養方式：用水沖洗；藉由滿月或在祭壇上充電。

使用訣竅：當你想要探索靈魂領域或強化想像力時，可利用堇青石進行冥想。進行聲音浴時，可將堇青石置於眉心輪。

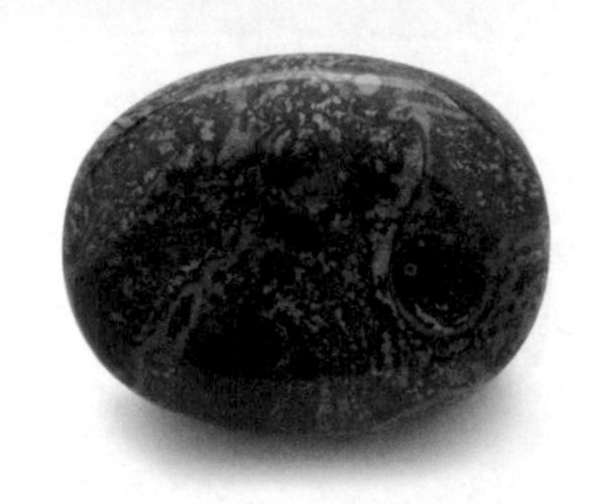

碧玉(JASPER)

產地：遍及全世界。

顏色變化：碧玉有許多種，比較常見的包括綠、紅、黃、剛巴巴碧玉（Kambaba Jasper）和眼鏡蛇碧玉（Cobra Jasper）。熊蜂碧玉（Bumble Bee Jasper）是近來新發現的一種碧玉。

元素：土。

脈輪：對應石頭的顏色（參看第136頁的脈輪顏色指南）。

屬性：保護、穩定、接地。

療癒特性：無論你多麼努力工作，或在生活中吸引了多少事物，只要你無法與大地連結或不知感激，你很快就會失去所接收到的東西。此肇因於你總是感覺不安穩，或創造出的問題多過於價值—不論是金錢或愛，皆是如此。碧玉有助於為你的生活帶來一致性，其緩慢移動的頻率使你從容不迫，進而對自己所擁有和創造的事物心懷感激。碧玉助你看見單純快樂的價值，使你與大自然和大地連結，撫慰你疲憊的神經。當你困在某種起步錯誤的模式，碧玉能助你堅持到底。

保養方式：利用鼠尾草煙燻淨化；在祭壇上充電。

使用訣竅：當你感覺到好像在空轉，行動沒有成效時，不妨花一些時間握著碧玉冥想，讓自己找到著力點。攜帶碧玉提醒自己，讓事情按照其各自合適的步調展開。

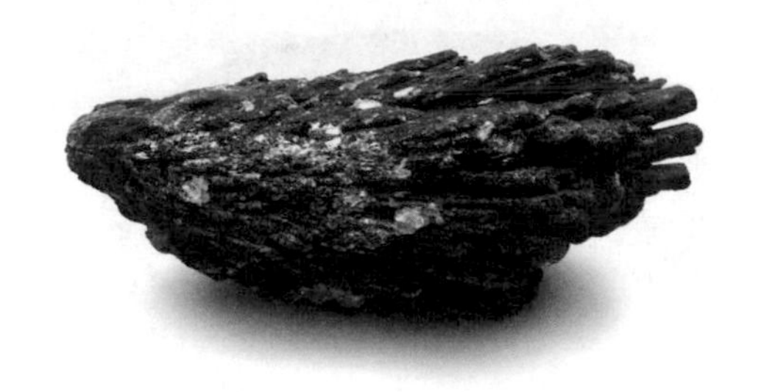

藍晶石（KYANITE）

產地：遍及全世界。

顏色變化：通常是藍色，但也有綠、橙、黑和藍綠色。

元素：風。

脈輪：全部。

屬性：明晰、平衡、連結。

療癒特性：藍晶石從不會與引發負能量的振動共振。只要定期使用，藍晶石不需要清洗或淨化。藍晶石能清除周遭其他水晶、首飾和魔法物品的靈氣；放大祭壇、水晶陣和曼陀羅的能量，有助於該能量向外傳播。藍晶石是一種連結石，能促進與心靈嚮導和天使領域之溝通；幫助有溝通障礙的人突破自我，聽見別人說的話。

保養方式：藍晶石具備自我淨化的能力，不需要放在水裡或充電。

使用訣竅：攜帶藍晶石可保持你的脈輪平衡及靈氣潔淨。垂直放在身上，可使療癒的能量傳遍全身；也可以擺在家中氣氛沉重的區域。

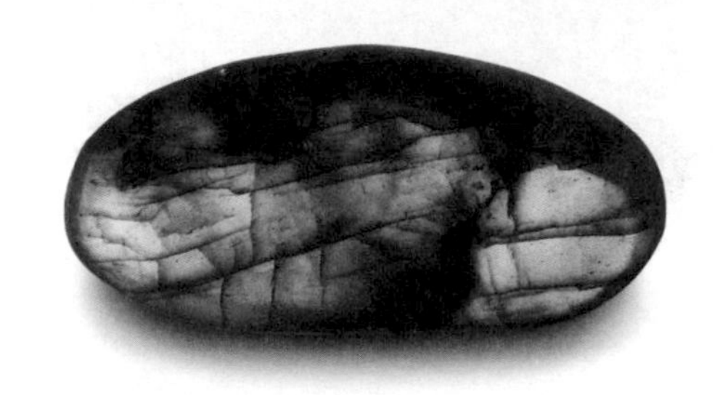

拉長石(LABRADORITE)

產地：印度、中國、馬達加斯加、北美洲及澳洲。

顏色變化：帶著黃、灰、紫、藍和綠色的虹彩；具有更多彩虹色調的拉長石稱作光譜石（Spectrolite）。

元素：心靈、火。

脈輪：全部。

屬性：保護、反射、靈視能力。

療癒特性：拉長石是一種屏障石，適用於對超自然能量敏感的人。拉長石也是一種魔法石，能放大你的儀式、蠟燭和魔法儀式之功效，亦能助你記住夢境並了解其意義，因此常用於夢境療癒或使你做清醒夢。拉長石可用於水晶球占卜（參看第21頁），其功能為千里眼的背景；也能高度活化你的通靈中心，連同其保護特性，協助你不受他人影響，可以更深入探究自己的通靈能力，給予你探索靈魂領域的勇氣。

保養方式：用水沖洗；藉由燭光充電。

使用訣竅：攜帶或佩戴拉長石，可屏蔽負面的超自然能量。放在枕頭下有利回想夢境和做清醒夢。為了深入洞察而進行冥想時，可將拉長石置於眉心輪。

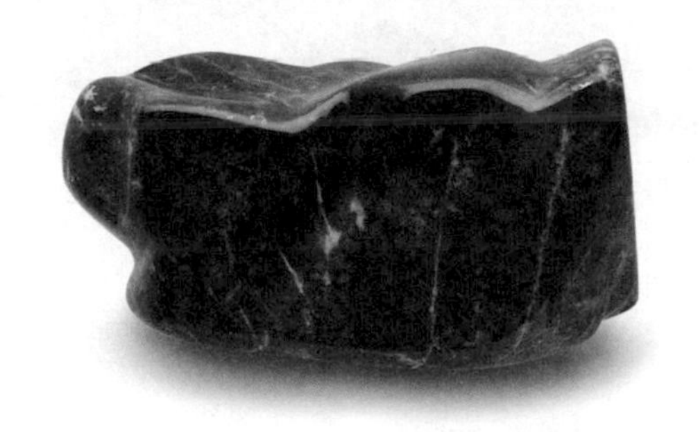

青金石(LAPIS LAZULI)

產地：印度、巴基斯坦。

顏色變化：深藍色，帶著白色方解石條紋和金色黃鐵礦斑點。

元素：風。

脈輪：喉輪。

屬性：保護、賦予能力、雄心。

療癒特性：青金石由來已久的神奇特性可追溯到古埃及時代，彼時它被視為真理之石，涉及解讀人的所聽所聞，或清楚說出人們認為的真理。青金石能放大抱負，若將之雕琢成方尖碑、金字塔，或作為發電機（參看第20頁）時，力量特別強大，因為這些造型有助於青金石振動的力量達到最大。青金石亦是力量之石，守護著佩戴者，免於淪為心態保守、消極且充滿不確定之人，並助其傳播激勵人心的想法。閱讀或用功讀書時，青金石能助你熟記資料。

保養方式：用水沖洗；藉由滿月充電。

使用訣竅：參加重要談話之前，將青金石置於喉輪十分鐘，可清理你的喉輪，助你表達意見；亦可將它放在家中，任何你想要促進能量流動的區域。

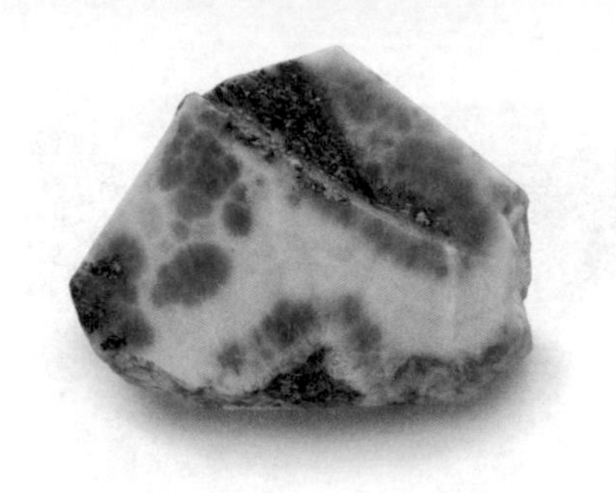

拉利瑪(LARIMAR)

產地：多明尼加共和國。

顏色變化：綠松和白色交錯。

元素：水。

脈輪：頂輪、喉輪、心輪、更高心輪。

屬性：解毒、平靜、撫慰。

療癒特性：拉利瑪在世界上只有唯一一個產地，它可以說是力量最強大的水元素水晶。拉利瑪讓人想起海洋及其淨化力，而它確實如同海浪般，可撫慰、消融你的憂慮。拉利瑪亦具備解毒、滋養的功效，溫和地助你消化痛苦的情緒，稀釋過多的重擔。拉利瑪的能量沖刷心輪，有助於你深入探究自我，展開內省和深思。如果你想發掘深藏的欲望，拉利瑪能引導你；如果你有重大的訊息欲與世界分享，拉利瑪是使你力量強大的法寶，因為它能吸引人們對演說者的注意。拉利瑪提醒我們，萬物有起有落；鼓勵我們，如實接受其本然面貌。

保養方式：用水沖洗；藉由滿月充電。

使用訣竅：隨身攜帶拉利瑪，使自己的外在（例如季節或月相週期）或內在（例如你的心情和月經），皆與生命的自然循環保持同步。當你想被聽見時，可在喉輪佩戴拉利瑪垂飾。

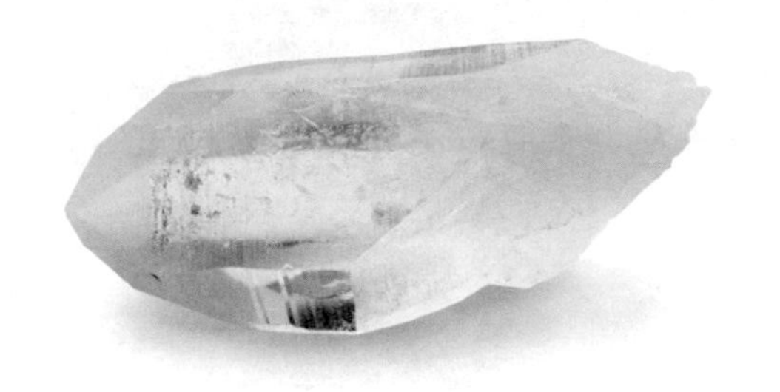

雷姆利亞石英
(LEMURIAN QUARTZ)

產地：巴西、北美洲、西藏、俄羅斯。

顏色變化：粉紅、紅、黃、金、煙霧或透明。也稱作雷姆利亞種子水晶。

元素：心靈。

脈輪：對應石頭的顏色（參看第136頁的脈輪顏色指南）。

屬性：高頻率、調和、古老的智慧。

療癒特性：雷姆利亞石英側面有凸起如條碼般的刻痕，據說上頭記錄著失落的雷姆利亞文明之古老智慧。據信，這些水晶被「種」在世界各地，會裨益發現它的人。雷姆利亞石英可能會成為你的收藏中，力量最強大的水晶；它與神聖統合的能量共振，當你與雷姆利亞能量陣相連時，你將能感受萬物之間的關聯。雷姆利亞石英是具備宇宙意識的高頻率療癒石，能喚醒你DNA中所蘊含的古老智慧。

保養方式：自我淨化和自我充電，最好不要讓別人經手你的雷姆利亞石英。

使用訣竅：用拇指和食指握著雷姆利亞石英，稜脊朝向自己，坐下來保持開放接納的心態，用拇指沿著刻痕面來回摩擦，以接收其智慧。

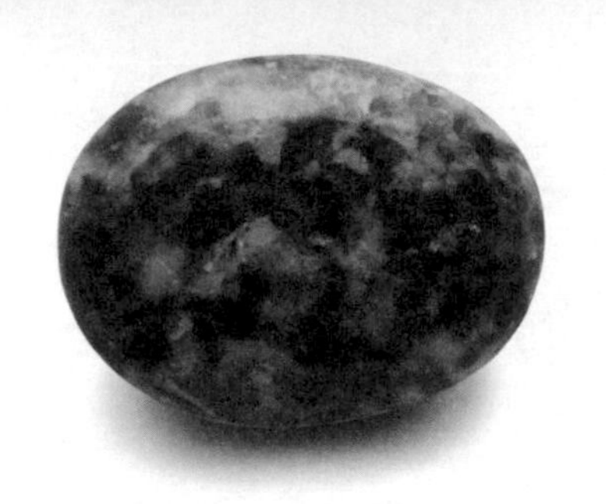

鋰雲母(LEPIDOLITE)

產地：巴西。

顏色變化：這種丁香紫或粉紅一紫羅蘭色的石頭，通常會經過滾磨處理，或者呈現出層狀的雲母形態。

元素：風。

脈輪：眉心輪、頂輪。

屬性：復原、平靜、提升。

療癒特性：如同其近親鋰石英（第188頁），鋰雲母也內含鋰礦，有助於釋放壓力和焦慮。鋰雲母可撫慰心智身和情緒身，有助於消除抑鬱和沉重的陰霾；提醒我們心智有許多層面，即便只是一個小小的改變，也可能朝更好的方向發展。鋰雲母有助於自我寬恕，放下自我論斷——尤其當你的智能妨礙了心的療癒之時。鋰雲母教導我們不要聚焦於表面上的缺點，若我們放寬心胸，任由目光穿透這些缺點，將會發現位於表面之下的才能。

保養方式：不可浸泡在水裡。在諸如薰衣草或鼠尾草的藥草床上淨化和充電。

使用訣竅：當你感覺心情低落或對自己太苛刻時，可攜帶鋰雲母來提振精神。將它擺在臥室，或家中任何你希望能量「冷卻下來」的區域，可創造平和的環境。

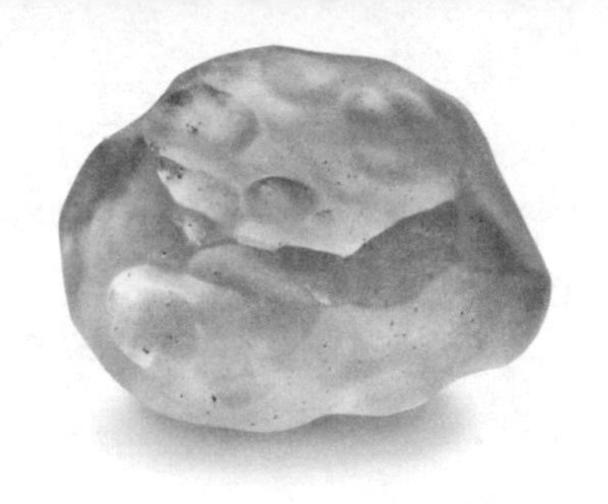

利比亞沙漠玻隕石（LIBYAN DESERT GLASS）

產地：利比亞。

顏色變化：二千六百萬年前，因流星撞擊地球所形成的透明、淡黃色玻隕石——融合了地球與太空物質。

元素：火、心靈。

脈輪：太陽神經叢輪。

屬性：活化、轉化、平衡。

療癒特性：利比亞沙漠玻隕石的能量雖然較其姊妹石捷克隕石（第191頁）溫和，但其振動頻率仍高於一般地球礦物。利比亞沙漠玻隕石可以極佳地平衡能量系統，在你需要提振精神時，讓你感覺興奮且能量充沛；休息時覺得平靜放鬆。當你歷經重大的生活改變時，利比亞沙漠玻隕石可作為轉化石，助你快速進化，還能進一步穩定乙太身（參看第7頁）。利比亞沙漠玻隕石是光之工作者（lightworkers），以及感受到天命召喚，以能量為他人療癒之人的石頭。

保養方式：務必小心處理。用水沖洗；在祭壇上充電。

使用訣竅：你可以在你最神聖的儀式中使用這種水晶。進行導引冥想時，握住利比亞沙漠玻隕石，可召喚更高次元的引導者，並借用星辰的智慧。握著它貼近你的太陽神經叢輪，專注於呼吸，可平衡你的能量水平。

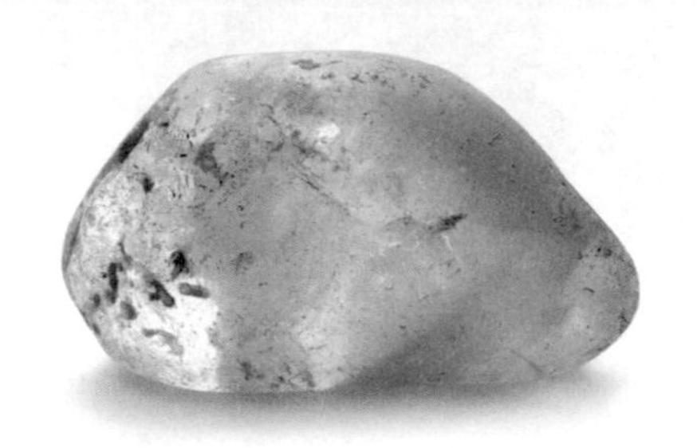

鋰石英(LITHIUM QUARTZ)

產地：巴西、北美洲。

顏色變化：可能因帶有鋰的外層或內含鋰的幻影，而賦予這種水晶薰衣草色或粉紅灰色。

元素：風、心靈。

脈輪：眉心輪、頂輪。

屬性：平靜、中心意識、明晰。

療癒特性：鋰石英能緩解焦慮，沿著神經系統發送使人平靜、慰藉的振動，有助於釋放身心的緊張。鋰石英可以被設定成助你擺脫每況愈下的石頭，它能與你一同對抗恐懼和狂亂，讓你免於恐慌發作。鋰石英可助你突破並保持專注，若你感覺內心恐懼感升高，它自然而然地會提醒你回歸核心，找回平靜。如果在就寢時間使用，鋰石英有助於調整睡眠模式，打破失眠的循環。

保養方式：用水淨化；毋須充電。

使用訣竅：將鋰石英置於胸膛，尖端朝下，深呼吸讓身體平靜下來並深度放鬆。擺在床邊有助於解決睡眠問題；攜帶鋰石英則可助你釋放焦慮、憂慮和恐慌。

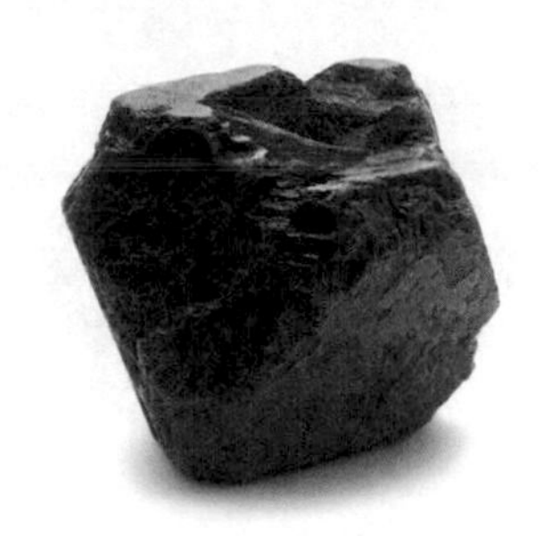

磁鐵礦(MAGNETITE)

產地：地中海、澳洲、北美洲。

顏色變化：這種深灰或黑色金屬是自然形成的八面體水晶（Octahedron），也稱作天然磁石（Lodestone）。

元素：土、火。

脈輪：海底輪。

屬性：校準、磁吸力、接地。

療癒特性：磁鐵礦一如其名，天生具有吸引力，是為一種吸引石。磁鐵礦作用於循環系統，會促進般那能量（參看第21頁）於全身流動，有助於將有毒能量排出系統。磁鐵礦用於吸引所求事物的水晶陣效果良好；它亦會教導你關於魅力的事，透露如何吸引與你相同的頻率。磁鐵礦連接大地能量，助你朝設定的目標邁進，對準實際可達成的最佳成果。

保養方式：不可浸泡在水裡。用藍晶石或透石膏淨化；在水晶陣或祭壇上充電。

使用訣竅：在床墊襯面或彈簧床墊下放五顆磁鐵礦，分別置於五個元素能量中心的點：頭頂、喉嚨、太陽神經叢輪、臍輪和雙腳。你也可以在進行水晶療癒時，在身體的這些部位擺放磁鐵礦。

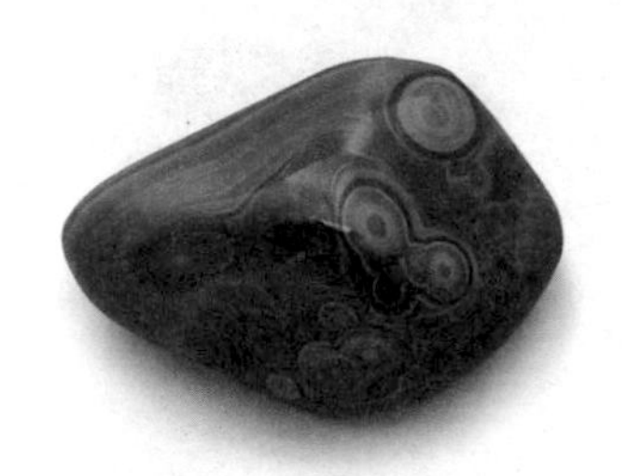

孔雀石（MALACHITE）

產地：剛果、澳洲、俄羅斯、薩伊。

顏色變化：淡綠和深綠色條紋，形狀像鐘乳石。

元素：土、水。

脈輪：心輪。

屬性：保護、吸收、成長。

療癒特性：孔雀石能刺激成長、防止拖延，配合你的目標推動事務進展；也能阻擋危險，是兒童和旅人的避邪石。孔雀石屬於銅礦，也是維納斯之石，有助於招引戀情。孔雀石憑藉其生長層次，教導我們生命中最美好的事物乃隨著時間累積，助你放下想要立即得到滿足的念頭；若為了追求事業和愛情之長久成功，我們必須持續努力，始終如一。

保養方式：不可浸泡在水裡。孔雀石可放在祭壇上或者搭配白水晶充電。

使用訣竅：可將孔雀石置於繁榮祭壇、放進錢包或掛在鑰匙圈。進行水晶療癒時，孔雀石不適合貼身擺放，因為它的頻率可能擾亂循環系統。建議你將孔雀石當成法寶使用。

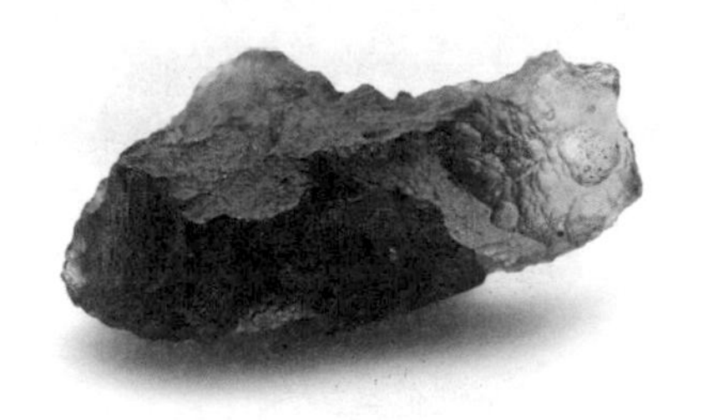

捷克隕石(MOLDAVITE)

產地：波希米亞、捷克共和國。

顏色變化：有凹痕、呈半透明森林般的深綠色。

元素：心靈、土。

脈輪：頂輪、心輪、海底輪。

屬性：活化、轉化、開始。

療癒特性：捷克隕石和玻隕石一樣，是百萬年前流星撞擊而形成的高頻率水晶，其成因賦予它不同於地球上任何事物的能量。捷克隕石深受水晶愛好者的喜愛，它能引發非常強大的靈性覺醒。當你準備好時，捷克隕石就會來到你手上。難以適應社會規範或無法滿足社會期待的人，可利用捷克隕石來療癒孤獨感；避免因他人的論斷而否定自己的價值，最終學會接受獨特的自我。捷克隕石可消除不健康或過時的安排——無論是先天承襲或後天學習而來的。捷克隕石也有助於彌補你的業，它向你顯現某種模式，使你能夠辨認、承認並進行改變。

保養方式：捷克隕石可自我淨化和自我充電；僅有一人觸摸時其成效最好。

使用訣竅：佩戴捷克隕石能改變生命。最好的方法是每天握住石頭十分鐘，適應之後，再逐步延長放在身上的時間。搭配接地石使用有良好的效果。

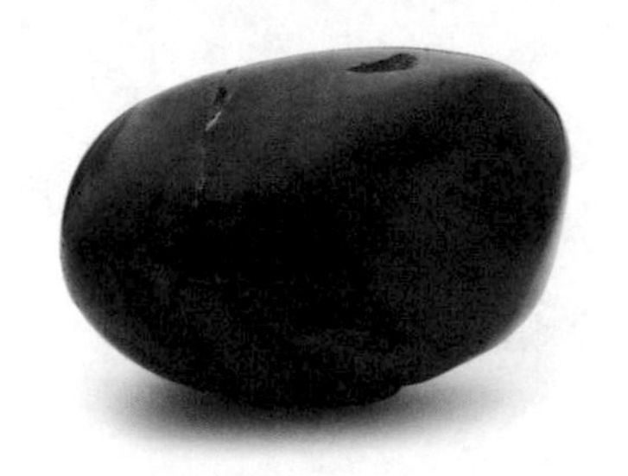

莫凱石(MOOKAITE)

產地：澳洲。

顏色變化：芥末黃、淡紫色、褐紫紅。

元素：土、火。

脈輪：海底輪、臍輪、太陽神經叢輪。

屬性：解毒、平衡、接地。

療癒特性：亦稱作莫克碧玉（Mook Jasper）。這種澳洲水晶有獨特的顏色組合，其能量比起其他碧玉更具激發力。莫凱石有助於展開新的努力，助你找到立足點，建立堅實的基礎，從開始的階段就保持積極。莫凱石可助你釐清意圖、懷抱目標，吸引你想獲得的事物；助你免於耽溺以及不知不覺的吃喝。莫凱石深化你運用直覺、傾聽身體的能力，使你更加了解與大地的連結。利用莫凱石冥想或沉思，可連結到祖先和前世。

保養方式：用水沖洗；藉由燭光充電。

使用訣竅：當你開始建立事物時，不妨攜帶莫凱石，讓它成為督促你保持在正軌的試金石。如果你想更專注於自己的飲食，也可佩戴莫凱石。

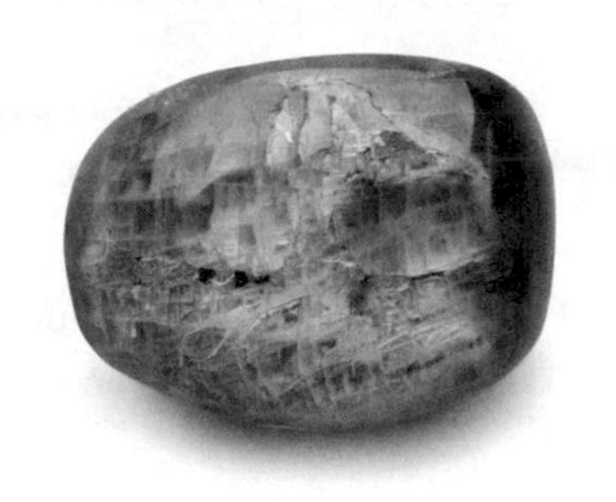

月光石(MOONSTONE)

產地：印度、斯里蘭卡。

顏色變化：彩虹、桃、綠、黑、奶油色或多種顏色組合。月光石偶爾有黑色或綠色電氣石內含物。

元素：水。

脈輪：臍輪、心輪。

屬性：平衡、復原、平靜。

療癒特性：月光石有助於調節情緒、荷爾蒙及和生殖系統之平衡；緩和月亮週期所造成的起落及心情波動。月光石是女神石，使你與內在的神聖女性連結，告訴你如何尊重這部分的自我並展露出來。月光石有助於深度的靈魂修復，以及母親那一方的祖先療癒；它是慈悲與美德之石，與平和沉靜的頻率共振。月光石也有益於生育力、懷孕和分娩。月光石提醒我們自然萬物循環不息，以及深入理解循環的各個環節之重要性。彩虹月光石可增進深度冥想，培養直覺。

保養方式：用水沖洗；藉由滿月充電。

使用訣竅：接受心的療癒時，不妨帶著月光石睡覺，將之放在口袋可保持冷靜；置於臍輪，可緩和經前綜合症症狀。

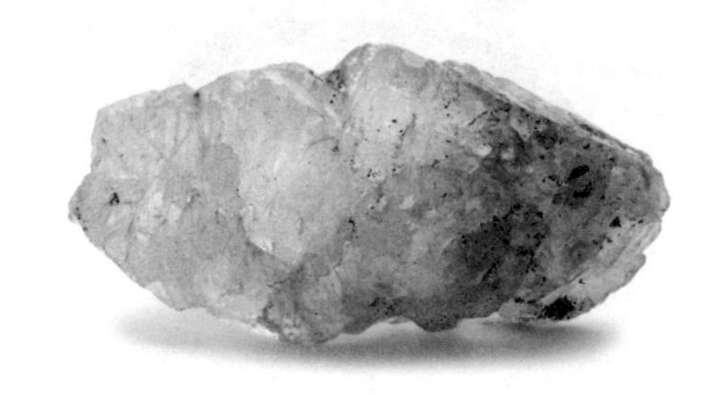

涅槃石英(NIRVANA QUARTZ)

產地：喜瑪拉雅山脈。

顏色變化：通常是粉紅色，白色較為罕見。

元素：心靈、水。

脈輪：頂輪、心輪。

屬性：高頻率、開始、轉化。

療癒特性：涅槃石英力量強大，屬於調和心的水晶，亦是至喜和啟蒙之石。它能提升情緒身的振動，開啟通往神祕教誨及其奧祕的途徑。涅槃石英可促進持久、多層面、無條件的愛；有助於你了解神聖時機和同步性，當時機降臨時會透露出端倪。涅槃石英助你更有耐心地去尋求人生中想要的東西，尤其是人生伴侶；助你找到此刻所需且已存在周遭的愛。涅槃石英釋放匱乏和渴望，為你注入中心意識與滿足感；有助於你吸引靈性導師和益友。

保養方式：務必小心處理這種水晶。自我淨化；在祭壇上充電。

使用訣竅：當你一直追求愛或尋求愛卻毫無所獲時，可利用涅槃石英來建立關係。握著涅槃石英進行冥想或隨身攜帶，讓它引領你回到心的中心。

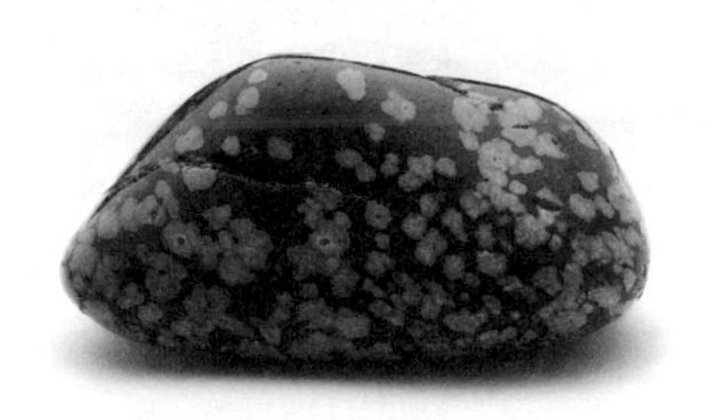

黑曜石（OBSIDIAN）

產地：遍及全世界。

顏色變化：黑、赤褐、彩虹、金色光澤、雪花和蛛網都是天然生成的顏色。明亮的顏色，例如藍、紅、黃和綠則是人造的顏色。

元素：火。

脈輪：海底輪、太陽神經叢輪。

屬性：保護、接地、力量。

療癒特性：黑曜石是天然火山玻璃，屬於保護之石，能強化靈氣使你比較不容易受負能量影響。它連結海底輪的穩定能量，以及太陽神經叢輪的個人力量中心，助你找到採取行動所需要的資源。黑曜石有助於你做出清醒理性的決定，選擇符合你最大利益的事。黑曜石長久以來被用於水晶球占卜或水晶凝視（參看第21頁），因為它有助於專心接收靈視。如果你有個人或工作上的需求，必須變得外向，或與人拓展更進一步的關係，黑曜石將能有所助益。

保養方式：用水沖洗；在祭壇或充電水晶陣（參看第109頁）充電。

使用訣竅：當你需要更有效率的進展時，不妨攜帶黑曜石，將之設定成保護性法寶，或用於水晶球占卜。

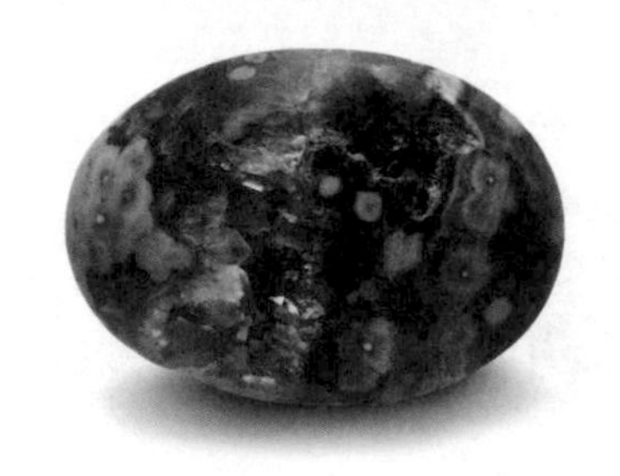

海洋碧玉(OCEAN JASPER)

產地：馬達加斯加。

顏色變化：呈現各種顏色，帶有圓形的「眼」。大多數海洋碧玉為不透明的，有些則具備了半透明或結晶化的部分。海洋碧玉也稱作球形碧玉（Orbicular Jasper）。

元素：水。

脈輪：對應石頭的顏色（參看第136頁的脈輪顏色指南）。

屬性：解毒、保護、明晰。

療癒特性：最初發現於海岸線的海洋碧玉，是水晶王國裡極具淨化力的石頭。海洋碧玉有助於你養成健康飲食，清除身體中的毒品或酒精；也有助於釋放不健康的信仰結構、負面的自我認知、怒氣、怨恨，或任何你想要從心中和生命中除去的事物。此外，也能助你放下嫌隙。海洋碧玉可強化你對於健康和明晰的想望，促使你樂於放下這些不再適用的事物，以完成整個過程。碧玉與大地連結的力量，也能幫助你免於落入窠臼；海洋碧玉十分有益於具同理心的人。

保養方式：用水沖洗；藉由滿月充電。

使用訣竅：當你感覺沮喪或難以放手，不妨帶著海洋碧玉。進行沐浴儀式時，可將它放進浴缸。

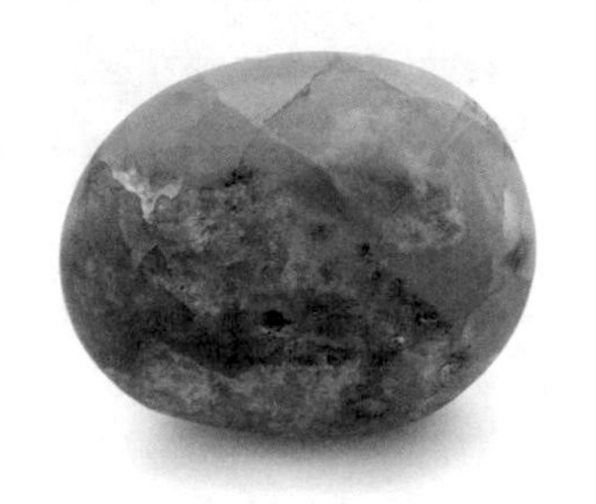

蛋白石(OPAL)

產地：澳洲、墨西哥、南美洲、衣索比亞、馬利。

顏色變化：帶有火彩的卵石，顏色包括藍、綠、粉紅、白和黑。

元素：心靈、水、火。

脈輪：全部。

屬性：活化、保護、撫慰。

療癒特性：蛋白石是水元素之石，它教導我們如何接納，常用於深度冥想和內在探索。對於需要長時間放鬆才能進入冥想狀態的人，蛋白石能加速這個過程，幫助你進入狀況。蛋白石能療癒情緒身，有助於根除因虐待或背叛而喪失信任之傷痛，或是導致你容易受傷害的心結。蛋白石榮耀個人的內在美，在你需要時，提醒你內在的光輝；連結到你的神聖自我，促進與心靈嚮導和天使之連結。

保養方式：用水沖洗；藉由滿月充電。

使用訣竅：配合月相設定目標時，可將蛋白石擺在滿月或新月祭壇。冥想時，可將蛋白石置於心輪或眉心輪，以利更快、更容易達成 θ 狀態（深度冥想的腦波狀態）。

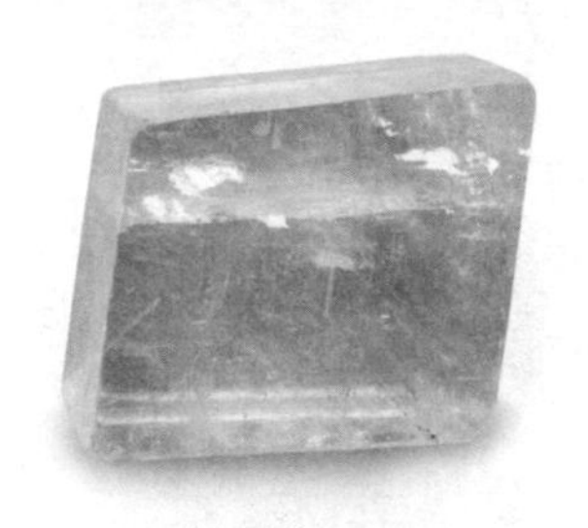

冰洲石(OPTICAL CALCITE)

產地：遍及全世界。

顏色變化：金、粉紅或透明的菱形水晶。

元素：風、水。

脈輪：對應石頭的顏色（參看第136頁的脈輪顏色指南）。

屬性：恢復活力、復原、航海。

療癒特性：冰洲石是發現、探索和頓悟之石，有助於開啟通往自我之窗；引導你找回可能已經遺失的內在事物，例如過去喜愛的活動與熱情，或者你已經忘記的夢想和目標。冰洲石揭露你從來不了解的自己，引領你找出是什麼原因成就了現在的你；顯現其根本的原因，展開修復與恢復平衡的過程。冰洲石可用於薩滿靈魂取回儀式（參看第169頁），收回自我遺失的部分以回歸完整。冰洲石也是航海石，自古以來一向被航海者和探險家用於找尋方向。

保養方式：用水沖洗；藉由燭光充電。

使用訣竅：平躺下來，將冰洲石置於心輪、太陽神經叢輪或眉心輪，藉以找回或重新點燃自我遺失或沉睡的部分；或想像將你的意識送進冰洲石。

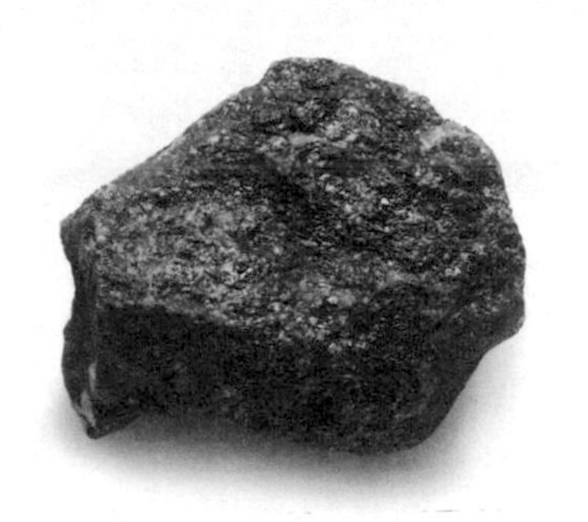

孔雀銅(PEACOCK ORE)

產地：遍及全世界。

顏色變化：藍、紫、金色，附在基質上（參看第21頁）。這個名稱也可指稱斑銅礦（Bornite）和黃銅礦（Chalcopyrite），兩者略有不同。

元素：火。

脈輪：眉心輪、喉輪、太陽神經叢輪。

屬性：活化、保護、磁吸力。

療癒特性：孔雀銅閃耀著虹光，是喜悅和快樂之石，亦與繁榮女神吉祥天女有關。孔雀作為圖騰動物，向來與覺醒、洞察力以及來自宇宙的跡象有關。孔雀銅為家中帶來正能量，使它所在的房間變明亮；連結喉輪與太陽神經叢輪，因此亦有助於自我表達、公開演說和做簡報。孔雀銅激發眉心輪的能力，有助於靈視、靈魂旅行和導引冥想；助你將所見所聞轉化成可以運用於生活中的實際資訊。

保養方式：不可浸泡在水裡。用鼠尾草淨化；以日光充電。

使用訣竅：將孔雀銅置於眉心輪，可喚起強大的靈視能力，以開放的心胸接收新的可能性。放在家中你想要提升快樂氣氛的地方。

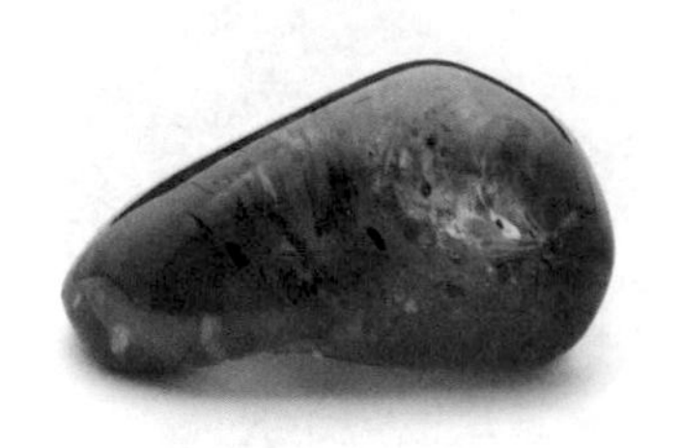

橄欖石（PERIDOT）

產地：美國夏威夷州、巴基斯坦、印度、中國、挪威、南極洲。

顏色變化：橄欖綠色的石頭。

元素：火。

脈輪：心輪、太陽神經叢輪。

屬性：平衡、提升、聚焦。

療癒特性：橄欖石是涉及個人的強力水晶，其頻率有助於簡化讓人感覺複雜的問題和想法；教導你將注意力轉向內部而非向外，助你了解你在這世間的目的。一旦你與內在目的保持協調，繁榮與成功便會隨之而來。橄欖石助你接受改變，即使不得不然或者心不甘情不願；它促使你鞏固決心和信念。橄欖石提醒你，經歷不能用來定義你，成長可以超越過去的你。

保養方式：用水沖洗；在祭壇上充電。

使用訣竅：在改變舊模式和尋求吸引新機會時，不妨佩戴橄欖石。處理分手問題時，攜帶橄欖石可療癒你的心。

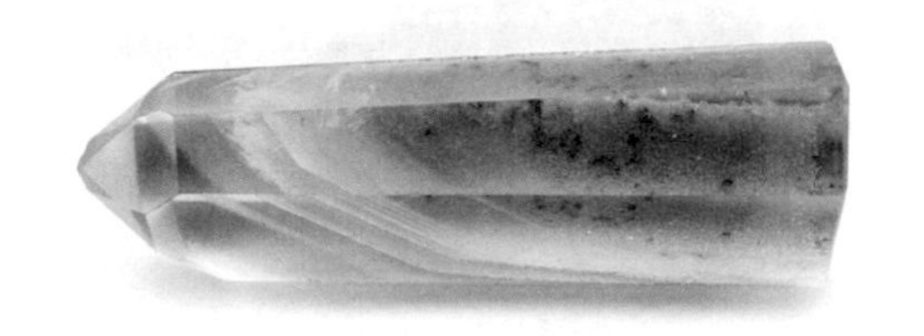

幻影石英
(PHANTOM QUARTZ)

產地：遍及全世界。

顏色變化：內含礦物的白水晶。

元素：心靈、土。

脈輪：頂輪、海底輪。

屬性：揭露、轉化、活化。

療癒特性：幻影石英像一小顆幫助你檢視生命階段的時間膠囊，讓你看清已達成的里程碑和成長之路，令你記住以往對你有用和無用的事物。幻影石英藉由你克服挑戰而獲得的力量來療癒你的過往；揭露某種模式，使你放下不再適用的事物。幻影石英還能用於處理前世問題，回溯療癒你前世的化身。

保養方式：用水沖洗；在祭壇上充電。

使用訣竅：注視幻影石英，開始冥想，讓自己回溯時間，記起你人生中向上提升的時刻。將幻影石英放在枕頭下，要求看見需要被療癒的前世；也可帶著它提醒自己成長起始於內心。

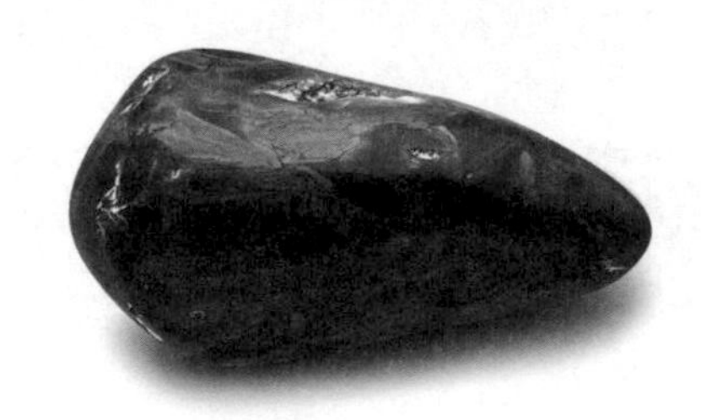

彼得石(PIETERSITE)

產地：南非。

顏色變化：虎眼石(參看第232頁)的近親,有靛藍、紫和棕色。

元素：風、土。

脈輪：眉心輪、海底輪。

屬性：活化、轉化、接地。

療癒特性：彼得石的獨特之處在於可開啟眉心輪，活化內在洞察力，同時運用邏輯與大地連結。彼得石可平衡兩個腦半球，極適合需要動用到左右腦的活動。舉例來說，進行占卜時，你需要觀看和解讀象徵、靈視及訊息，同時必須清楚地將這些資訊轉達給別人。彼得石對於塔羅師、解神諭者、透視者以及從事各種占卜的人士極有價值。它能助你記住資訊，因此對學生、受訓者以及需要在短時間內學習許多事物的人有所助益。

保養方式：利用鼠尾草或樹脂香，例如柯巴脂或乳香（線香、錐香或散香亦可）進行淨化；藉由日光充電。

使用訣竅：將彼得石放在你的神諭卡或塔羅牌組上，以布巾包裹。用你的接受手握住牌組，以坐姿進入冥想狀態，想像你的眉心輪開啟，資訊流入，透過脈輪系統向下傳送，固定在大地裡。

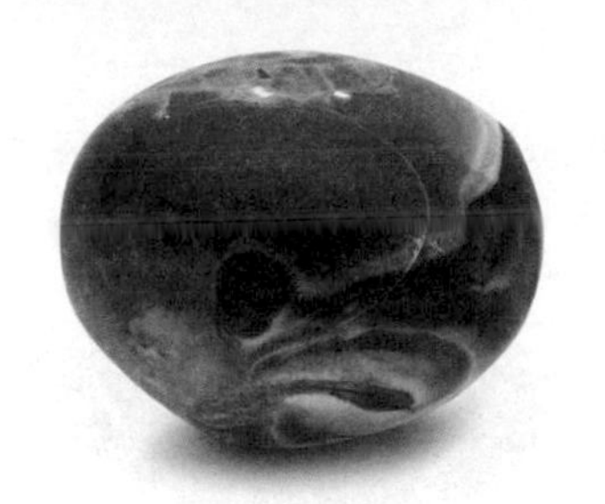

多色碧玉
(POLYCHROME JASPER)

產地：馬達加斯加。

顏色變化：多種顏色，帶有粉蠟筆和泥土色調。

元素：土。

脈輪：全部。

屬性：靈感、創造力、接地。

療癒特性：多色碧玉講述著故事。在紅、粉紅和橙色背景下，往往帶有灰藍色圖案，使人想起天空與大地的組合。多色碧玉是想像力之石，使你連結到與創造力相關的管道。多色碧玉有助於解決問題、產生有創意的解決方案以及找到捷徑。在令人尷尬的社交場合中，它能助你破冰；也是適合用於獲取前世資訊的水晶之一。多色碧玉的能量具運送能力，可帶領你回到被封鎖在DNA中，某個前世化身遺忘已久的記憶。

保養方式：用水沖洗；以日光充電。

使用訣竅：在多色碧玉上找到一條地平線，將自己投射到石頭裡，探索和發現它所透露的事情。若要探索前世，則平躺下來，將多色碧玉置於雙腳之間，從十倒數到一，使自己進入θ狀態（深度冥想），靜候影像產生。

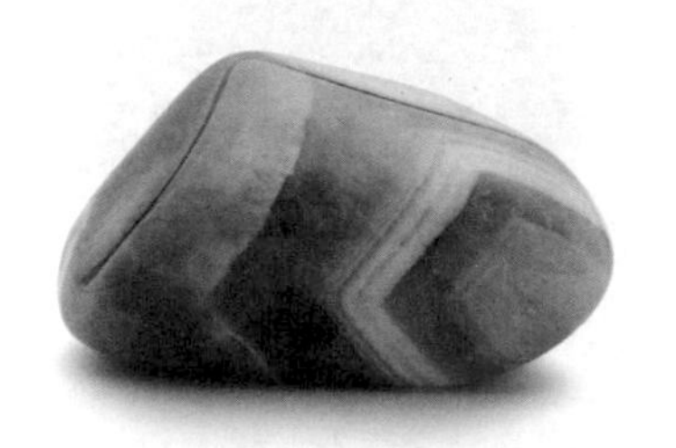

堇雲石(PRASIOLITE)

產地：波蘭、英國、巴西及非洲。

顏色變化：這種淡綠色的石頭通常呈現山形，也稱作綠色紫水晶。

元素：風。

脈輪：心輪、眉心輪、頂輪。

屬性：活化、平靜、平衡。

療癒特性：堇雲石讓你能以優雅的姿態處理壓力極大的任務，它散發鎮定、平和及莊嚴的能量。當你被交付領導或指揮的責任時，堇雲石可使你保持頭腦冷靜，從理性和同理的角度做決定。它教導我們領導不代表控制，而是協助他人培養自己的力量並善用之，同時引導他們獲得運用這些力量的機會。堇雲石也是極具靈性的石頭，能建立心輪與頂輪之間的強大連結；它是瑜伽師、光之工作者和能量療癒者的水晶，可使他們清明無我地保持與源頭的連結。

保養方式：用水沖洗；藉由月光或祭壇充電。

使用訣竅：當你負責掌控某個局面時，不妨攜帶或佩戴堇雲石。將堇雲石放在你的冥想空間，可開啟通往神聖恩典的更高次元通道。握著堇雲石貼近眉心輪進行療癒，可進一步洞察造成症狀的根本原因。

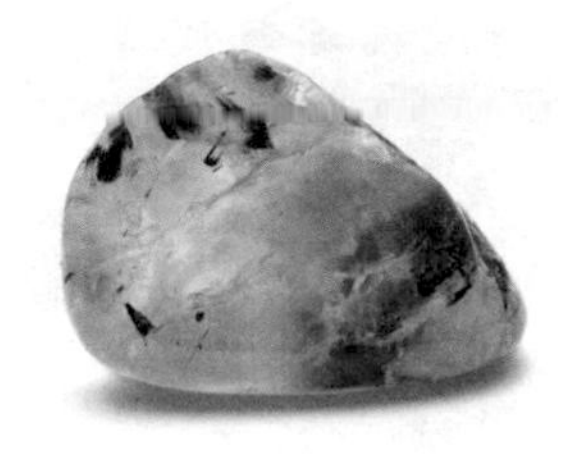

葡萄石(PREHNITE)

產地：馬利、南非、墨西哥。

顏色變化：淡黃綠色的石頭，往往有深綠色綠簾石內含物。

元素：水、火。

脈輪：心輪、太陽神經叢輪。

屬性：復原、平衡、能量。

療癒特性：葡萄石是療癒者的療癒之石，促使人們愛自己、照顧自己，讓那些經常維護他人健康的人恢復平衡。葡萄石如同橄欖石一樣，連結心輪與太陽神經叢輪，可強化你對自己和目標的信念。當你感覺被榨乾了，葡萄石能提升並恢復能量水平，卻不至於過度刺激。它應和勇氣與自信的特質，釋放不安全感及自我懷疑。葡萄石適合放在家中，因為它能創造鎮定和療癒的氛圍；有助於縮短復原的時間——尤其是遭受言語或情緒上的虐待時。葡萄石使你專注於真實的自我，而非他人的負面陳述或行為；使你與富饒繁榮的能量保持協調。任何含有綠簾石的水晶皆具備此相同屬性，甚至更加強烈。

保養方式：用水沖洗；在祭壇或充電水晶陣充電（參看第109頁）。

使用訣竅：將葡萄石放在你的冥想空間。當你需要提高能量或激勵時可隨身攜帶。

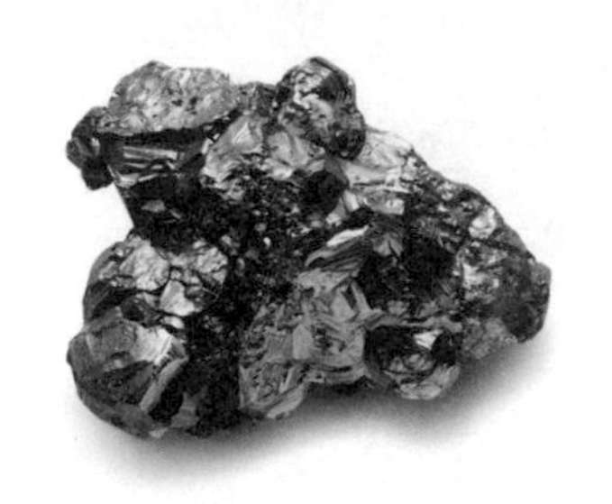

黃鐵礦（PYRITE）

產地：北美洲、非洲、西班牙、祕魯、義大利。

顏色變化：通常是立方體、晶簇或日輪狀。亦稱作愚人金（Fool's Gold）。

元素：火。

脈輪：太陽神經叢輪。

屬性：力量、保護、光采。

療癒特性：黃鐵礦內含太陽神阿波羅（Apollo）、拉（Ra）和阿頓（Aten）的古老智慧，讓我們記起勇氣、力量與光采，點亮真理的燈籠，擦亮內在的寶石。黃鐵礦的保護功能如同戰士的盾牌，也如同具備淨化和轉化之能的陽光；在我們感到厭煩、缺乏動機時激勵我們。儘管並非真金，這種石頭依舊受煉金術士珍視。黃鐵礦提醒著我們，寶藏會失去光澤，但絕不是腐朽——只是生鏽。黃鐵礦一詞源自希臘語字根Pyr，意思是「火」，對應到乙太身。

保養方式：不可浸泡在水裡。以日光淨化和充電。

使用訣竅：握著黃鐵礦貼近你的核心，有助於平衡自我。隨身攜帶黃鐵礦，可使自己勇敢，憑自身的力量散發光芒。將黃鐵礦置於水晶陣中心可吸引豐盛。

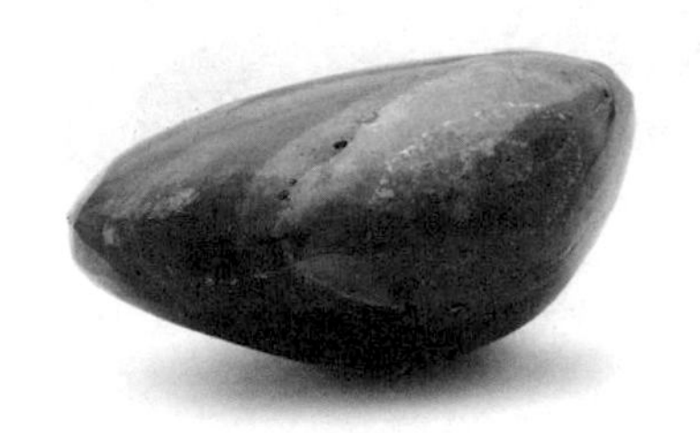

菱錳礦(RHODOCHROSITE)

產地：阿根廷、印度、南非、德國。

顏色變化：狀如鐘乳石，有淺或深粉紅色帶狀條紋。

元素：水。

脈輪：心輪、太陽神經叢輪、臍輪。

屬性：活化、愛自己、中心意識。

療癒特性：無論是戀情、與別人形成關係，或心的分享，全都始於好好地愛自己，而菱錳礦是達成這個目的的重要幫手。它強化意志和欲望之間的通道，為心之聖殿的聖火添加燃料。菱錳礦是促進自我寬恕、放下自我論斷及自我批評的水晶，以支持和鼓勵取代負面的自我形象。菱錳礦幫助我們釋放內疚、羞愧和難堪——尤其是我們在成長期間所遭受之不公平待遇，無論是霸凌、荒謬的體制或負責懲戒的人物所致。菱錳礦助你在挫折之後重整自我；從哪裡跌倒，就從哪裡站起來。

保養方式：將菱錳礦置於一小碟乾燥花中，例如薰衣草或玫瑰花瓣，可以得到淨化和充電。

使用訣竅：握著菱錳礦貼近心輪，深呼吸以恢復你的幸福感；佩戴菱錳礦項鍊，與別人分享它的能量。菱錳礦是最能散發能量的心輪石。

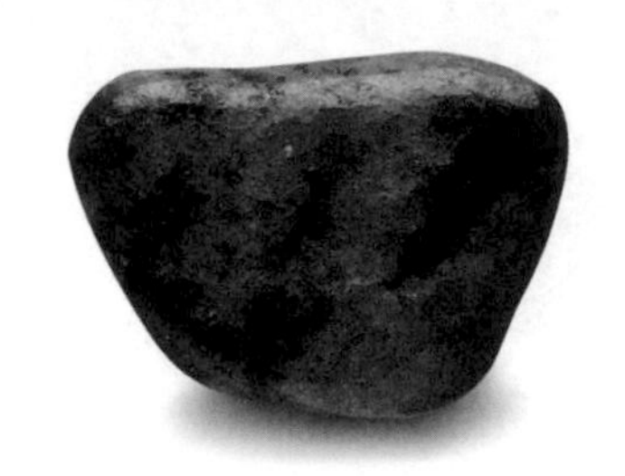

薔薇輝石（RHODONITE）

產地：馬達加斯加、巴西、澳洲、祕魯。

顏色變化：粉紅和黑色。

元素：水、土。

脈輪：心輪、海底輪。

屬性：保護、平靜、接地。

療癒特性：人的感受知覺未必是愈多愈好，你不會希望心跳加速、腸胃翻攪同時發生，但有時你就是會有過多的感覺。薔薇輝石能消除額外的情緒，使這股能量接地，維持平衡與平靜。薔薇輝石是保護之石，能助你對別人和自己保有耐心，不急於形成關係；助你建立界限，不過度通融或太快答應別人。如果你急於或過度袒露自己，薔薇輝石會幫助你忠於自我，保持謹慎。

保養方式：用水沖洗或煙燻淨化；置於祭壇或以燭光充電。

使用訣竅：歷經情緒負荷超載的一天後，可以帶著薔薇輝石入睡。如果你要前往可能導致你情緒崩潰的場合，不妨隨身攜帶薔薇輝石；若你需要在人群中過濾掉一些感覺，亦可佩戴薔薇輝石。

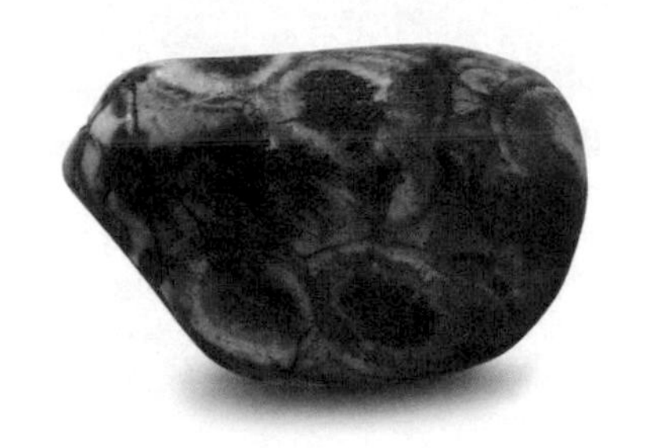

流紋岩(RHYOLITE)

產地：印度、澳洲、美國、斯洛伐克。

顏色變化：鳥眼、雨林、銀河系。

元素：火。

脈輪：對應石頭的顏色（參看第136頁的脈輪顏色指南）。

屬性：激發、轉化、和諧。

療癒特性：流紋岩是合作與調解之石，可作為不和諧事物之間的溝通管道。當人們需要放下歧異，找出共同點或合力完成某件事時，流紋岩負責架起這座橋梁。除了對團隊合作之高度助益，流紋岩也可作為個人內在層面的橋梁，促使可能相互衝突的行為特質和諧運作。流紋岩是正在度過身分危機者的療癒石，也有助於轉職、遷居，或正面臨重大生命事件之人。如果你尋求完整健全的工作方式，流紋岩可以派上用場。

保養方式：在日出到正午期間，以日光淨化和充電二十分鐘。

使用訣竅：若你即將進入一個可能產生個性、想法或意見衝突的場合，不妨隨身攜帶流紋岩。如果家庭、職場或社交圈中存在著騷亂，確保你的手邊有流紋岩。

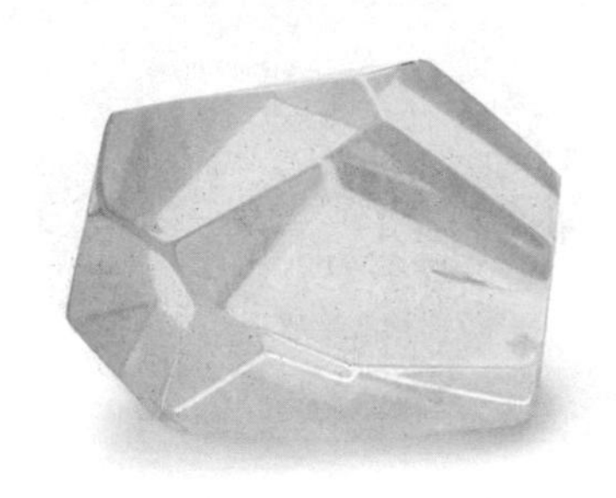

粉晶(ROSE QUARTZ)

產地：馬達加斯加、南非、納米比亞、美國、巴西。

顏色變化：粉晶有未加工，或經過滾磨過的石頭兩種。顏色從淺而淡的粉紅，到明亮的粉紅不等。帶有天然晶柱的粉晶則十分罕見。

元素：水。

脈輪：心輪。

屬性：慈悲、平靜、愛。

療癒特性：粉晶是無條件的愛之石，包含許多不同層面：愛自己、愛情、親情和友情。粉晶是五種元素石英之一，其他四種則是白水晶、紫水晶、黃水晶和煙晶。五種水晶一起使用時，能創造出力量強大的療癒水晶陣，放在身上可以調和所有細微身。不論歷經過什麼難熬的情緒經驗，粉晶皆有助於復原，在沮喪或悲傷期間特別具有撫慰的效果。粉晶教導我們慈悲，讓我們更容易與他人建立關係；省去不必要的嘗試，只是簡單地讓坦然率真促進對彼此的了解。粉晶是療癒者、戀人、兒童和母親之石。

保養方式：用水沖洗；藉由月光充電。搭配透石膏可獲得額外的加乘效果。

使用訣竅：握著粉晶貼近任何脈輪，皆能溶解仇恨、怒氣、妒忌或絕望。粉晶是很好的禮物，可以握著它貼近心輪做設定，將給予接受者的祝福注入其中。

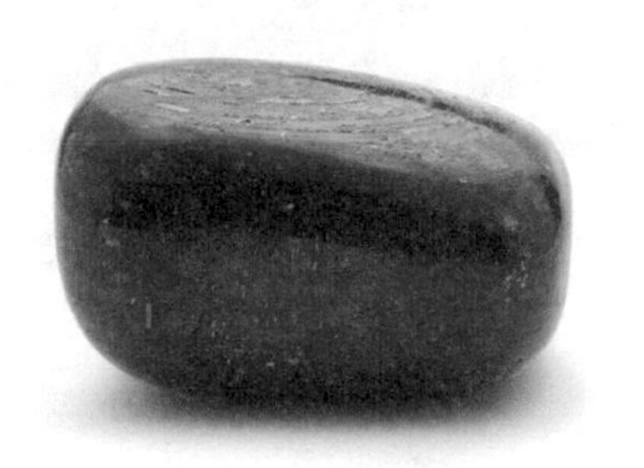

紅寶石(RUBY)

產地：印度。

顏色變化：紅寶石也稱作剛玉（Corundum）。如果有星彩，則稱作星彩紅寶石。

元素：火。

脈輪：心輪、海底輪。

屬性：開始、激發、導引。

療癒特性：紅寶石可喚醒你的直覺，使你連結到古代智慧、神聖幾何及戲劇藝術。未加工的紅寶石成六線形，往往擁有看似金字塔的凸起三角形。這樣的水晶也被稱為紀錄保管者水晶，以拇指摩擦凸起的三角形，能得到指引。紅寶石助你付諸行動、信守承諾；鼓勵你深情，但也講求實際。紅寶石有助於重整你的心和情緒身，讓一切事物保有呼吸空間。一旦體內沒有了四散的碎片，你便可以接收更多健康的能量。

保養方式：將紅寶石放在裝了鬆散藥草或乾燥花的小碟上，可以得到淨化和充電。

使用訣竅：將未加工的紅寶石放進口袋、皮夾或錢包，提醒自己信守承諾，遵從協議到底。如果你有三顆紅寶石，可將之置於心輪中心附近，擺設成三角形，替這個脈輪充電和提供能量。

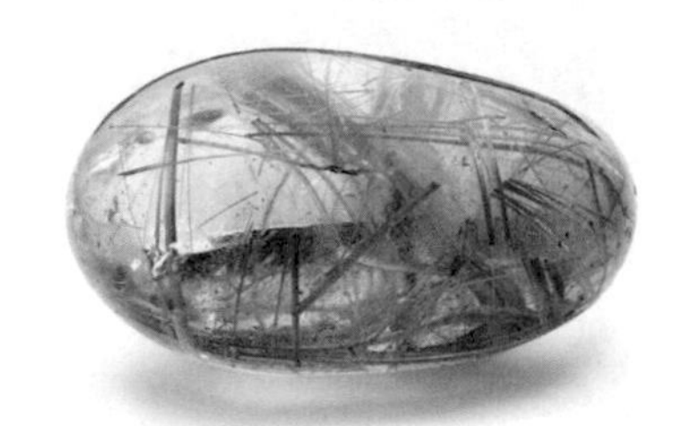

金紅石英／髮晶
(RUTILATED QUARTZ)

產地：遍及全世界，尤其是巴西。

顏色變化：金色或淡紅色的金紅石細線狀內含物，可能出現在白水晶或煙晶中。

元素：心靈、火。

脈輪：頂輪、太陽神經叢輪。

屬性：鼓舞、能量、明晰。

療癒特性：金紅石英的作用像是一顆小型電池，為你的意圖提供能量和電力。金紅石英常被用於排除分心和干擾，無論是來自周遭的人或者更精微的領域。金紅石英可提升能量水平，助你取得抵達終點線所需的儲備能量；也能提高你其他水晶的振動。金紅石英會放大水晶陣能量，使蠟燭魔法變得更強大；可作為向世界傳播訊息的發送器和接受器——尤其當這些訊息與神聖意志一致時。據說金紅石英是「維納斯的金髮」，因此它也代表美、愛和多產。

保養方式：用水沖洗；在祭壇上充電。

使用訣竅：如果你發現自己在細節上被老闆吹毛求疵，不妨佩戴或攜帶金紅石英。將金紅石英放在床頭櫃，使之成為你每天早上第一個拿取的物品，這可作為一種喚醒儀式，為你的身體引擎暖機。

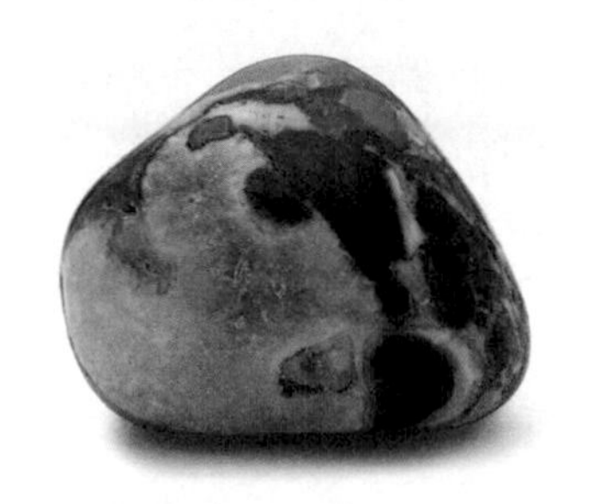

纏絲瑪瑙（SARDONYX）

產地：印度、德國、捷克共和國、巴西、烏拉圭。

顏色變化：淡紅、黑、白色肉紅玉髓（Sard）或縞瑪瑙（Onyx）條紋。

元素：土。

脈輪：頂輪、海底輪。

屬性：保護、統合、接地。

療癒特性：纏絲瑪瑙應和著奧祕格言「天上如是，人間亦然」。的石頭，外觀上同時具備淺色與深色、透明與不透明部分。纏絲瑪瑙融合兩種礦物，意味著它有助於整合不同的團體，使之享有共同的目標；教導你，如何擁有更好的視界和洞見，在對照之下凸顯出不同觀點。纏絲瑪瑙提醒我們，即便身處黑暗中，光明卻永遠存在。此水晶具有樂觀的頻率；創造出可讓你心眼產生靈視的背景，因此適合用於水晶凝視或水晶球占卜（參看第21頁）。纏絲瑪瑙具有保護力，有時會被雕刻成眼睛形狀，作為避邪石之用。

保養方式：用水沖洗；在祭壇上充電。

使用訣竅：當你需要專心完成工作時，可以握著纏絲瑪瑙放在膝上。當你進入冥想狀態或進行水晶球占卜時，可將它放在前方的桌上。

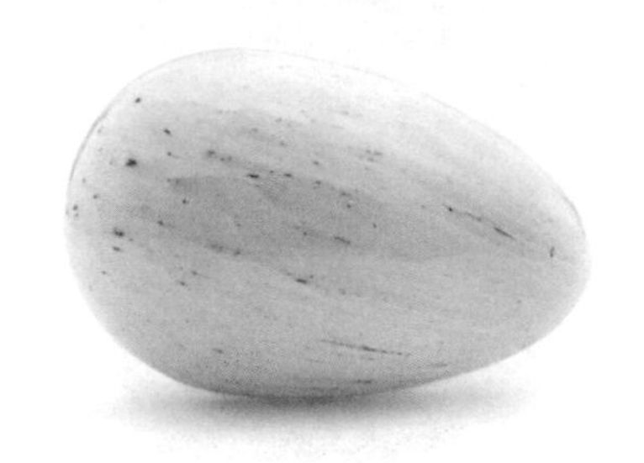

鈣沸石(SCOLECITE)

產地：印度、澳洲、喜瑪拉雅山脈。

顏色變化：大多為白色，粉紅色則非常罕見。通常會處理成滾磨或拋光過的石頭；未加工狀態下是長而薄的水晶。

元素：心靈。

脈輪：頂輪。

屬性：調和、提升、靈感。

療癒特性：鈣沸石是活化我們最高連結的石頭，它的光芒自高於我們生活背景的觀點上閃耀；提醒你過去經歷的事、避開的危險以及見證過的奇蹟。鈣沸石透露宇宙的安排，引導我們邁向更美好的人生；提醒我們不需為小事擔心。鈣沸石鼓勵你取回因為小挫折而放棄的力量，相信更高層次的事物；使我們與源頭、神聖智慧和全知有更深刻的連結。

保養方式：用水沖洗；藉由滿月充電。

使用訣竅：平躺下來，將鈣沸石置於頂輪，可開啟心靈中心，連結到更高次元的意識。你也可以將鈣沸石放在你的冥想空間，它可提供白光頻率。

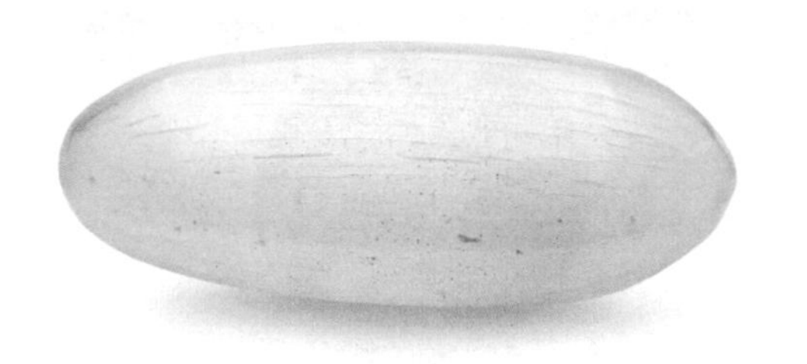

透石膏(SELENITE)

產地：墨西哥、摩洛哥、馬達加斯加、俄羅斯。

顏色變化：通常是白色，較少見的為桃色。有棒形、塔形、掌中石、平板和經過雕刻的形狀。

元素：心靈。

脈輪：頂輪。

屬性：校準、放大、明晰。

療癒特性：透石膏看起來像結晶的白光，帶有振奮、潔淨和滋補的靈氣。透石膏之名來自月亮女神塞勒涅（Selene），其特色便如同月亮一般，雖不會自己發光，但能反射並放大光線。當你無法看穿迷霧時，透石膏會引導你的意識上升，如山峰一樣超越雲層的遮蔽，提醒你保持冷靜，從空間和距離中找到平和。將透石膏放在床邊能改善睡眠品質，它開啟海底輪到頭骨基部的能量通道，藉此改正你的姿勢。透石膏可用於療癒骨頭、牙齒和脊椎。

保養方式：不可浸泡在水裡；自我淨化。

使用訣竅：透石膏棒可梳理靈氣，清潔能量濾網，作用的位置就在皮膚上方幾英寸處。平躺下來，將透石膏棒垂直放在你的背面或正面，可藉以調節脈輪，並發送療癒的般那能量（參看第21頁）貫穿脊柱。

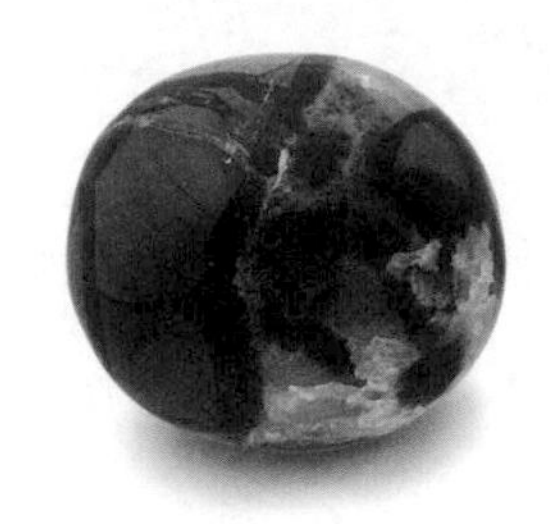

龜背石（SEPTARIAN）

產地：印度、馬達加斯加、摩洛哥。

顏色變化：石灰岩基質（參看第21頁）上的黃色方解石和棕色霰石。

元素：火、土。

脈輪：太陽神經叢輪、臍輪、海底輪。

屬性：支持、吸收、接地。

療癒特性：龜背石可以培養耐性和忍耐力，因此常被用於平衡三個下脈輪。它使你接地連結現實，提升自我表現的覺察力；教導你負責和正直，鼓勵你誠實面對自己是否全力以赴。龜背石能防止與消除相互依賴的傾向；教導你先照顧自己，與任何視你為理所當然的人設下界限。

保養方式：用水沖洗；置於陽光下二十分鐘藉以充電。

使用訣竅：當你需要評估自己的工作績效，尤其是進行編輯或最後潤飾時，不妨隨身攜帶龜背石。當你感覺好像背負著他人問題的重擔時，亦可攜帶龜背石，它能助你釋放壓力，專注於自己的道路。

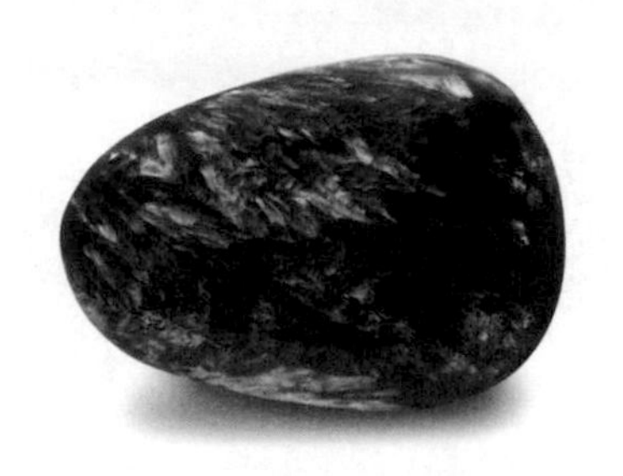

斜綠泥石(SERAPHINITE)

產地：西伯利亞東部。

顏色變化：森林般的深綠色，帶銀色羽翼狀圖案。

元素：火。

脈輪：心輪、頂輪。

屬性：高頻率、提升、連結。

療癒特性：斜綠泥石之名來自名為撒拉弗（Seraphim）的天使，有助於你接觸天使和更高次元領域的存在，包括神聖女性的能量。它不僅開啟頂輪，亦能開啟寓居於肉身之上，更高層次的脈輪，讓心之聖殿有更高的表現，掃除妨礙你靈性成長的一切事物。斜綠泥石搭配紫矽鹼鈣石使用時，有助於培養千里眼和順風耳。如果你從事靈魂旅行，或有靈魂出竅的經驗，斜綠泥石可確保過程更安全，靈魂更容易回到肉身。它也能讓你與自然領域和精靈能量保有深刻的連結。

保養方式：務必遠離水和煙霧。利用透石膏或燭光淨化；在祭壇上充電。

使用訣竅：握在手中進行深度冥想，可讓你更容易進入狀況以及後續的回返。練習呼吸法時，將它置於心輪中心，可以擴展你的肺活量。

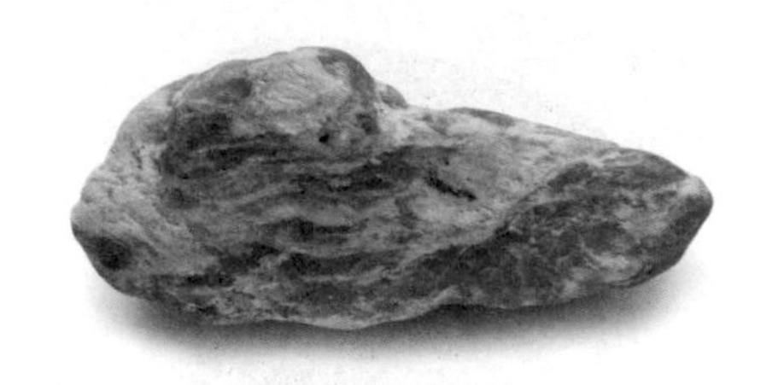

蛇紋石 (SERPENTINE)

產地：遍及全世界。

顏色變化：深橄欖至石灰綠不等。亦稱作新玉(New Jade)。

元素：火。

脈輪：心輪、太陽神經叢輪。

屬性：活化、開始、能量。

療癒特性：蛇紋石可活化別名「蛇火」的昆達里尼能量(Kundalini，拙火)，這股能量盤旋於海底輪，直到被喚醒而上升。其上升將引發靈性覺醒，使你更深入覺察能量運行於周身，以及如何導引這股能量。蛇紋石可消除整個脈輪系統的能量阻礙和能量節；將創造力提升到表面，給情緒能量一個健康的出口。當直線的移動方式缺乏效率時，蛇紋石會教導你像波浪一樣行進，有助於你在生活中向前邁進。

保養方式：用水沖洗；在水晶陣或祭壇充電。

使用訣竅：將蛇紋石置於你想吸引昆達里尼能量上傳的脈輪；或放在植物附近或花園裡以促進生長；亦可放在你的冥想空間以提高其振動。

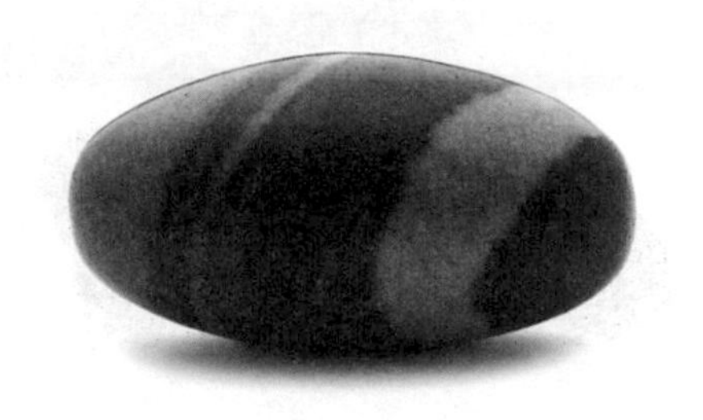

濕婆神石（SHIVA LINGAM）

產地：印度西部的納馬達河（Narmada River）。

顏色變化：橢圓形或蛋形的石頭，帶有棕、淡紅棕和米色圖案。

元素：火、水。

脈輪：全部。

屬性：統合、激發、生育力。

療癒特性：濕婆神石含有印度聖地的能量，代表從萬物創生以來的宇宙蛋。在小宇宙中，它代表靈氣蛋，亦即你身體周遭的能量場。濕婆神石寓含統合與二元性的概念，教導我們每個人隸屬於統一的整體。濕婆神石融合男性與女性能量，具有激發及鎮定作用，端看如何運用。若將濕婆神石放在祭壇，可助你鞏固意圖，吸引來自宇宙的協助。濕婆神石被視為相當有益於生育力的石頭，亦可療癒臍輪。

保養方式：用水沖洗；以日光充電。

使用訣竅：贈予想要受孕的夫妻或個人。當進一步了解自身目的，以及為世界服務的機會來臨時，不妨攜帶濕婆神石。

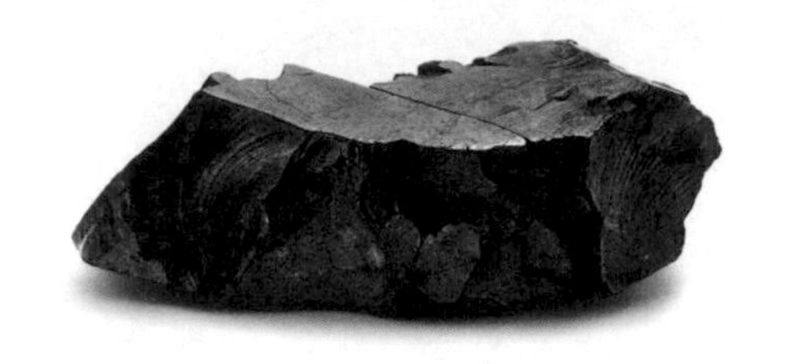

次石墨（SHUNGITE）

產地：俄羅斯卡雷利亞的奧涅加湖（Lake Onega）。

顏色變化：未加工的次石墨呈現無光澤的黑色，其粉末似碳。貴次石墨是優質的次石墨，有銀的光澤。

元素：土。

脈輪：海底輪。

屬性：淨化、保護、接地。

療癒特性：次石墨具備各種不同程度之徹底清除的能力，可剝除因住在人口稠密區而層層聚積的靈氣；強大的保護力可阻擋環境毒素、空氣和水中的汙染物，尤其可阻擋想要吸取你能量的人。次石墨不僅有助於你遠離有毒之人，也能助你更快清除他們的能量。在歷經使你感覺耗盡能量的工作或互動之後，次石墨會先清除障礙和阻擋負能量，接著助你重新充電以完成整個過程。

保養方式：用水沖洗；藉由日光充電。將次石墨放在太陽下一整天，可達到它的最大功效。

使用訣竅：在水瓶裡放一塊次石墨，可使它發揮淨化效果；在浴缸裡放幾塊次石墨，可淨化靈氣。佩戴次石墨則可避開能量吸血鬼。

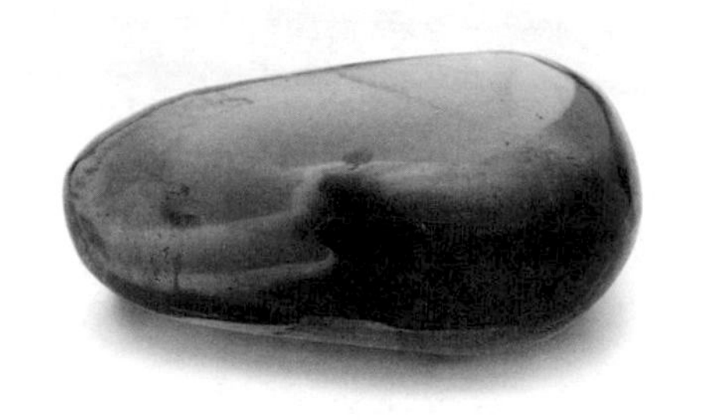

煙晶（SMOKY QUARTZ）

產地：遍及全世界。

顏色變化：深黑，或從近乎黑灰至淡灰不等。

元素：土。

脈輪：海底輪。

屬性：吸收、保護、接地。

療癒特性：煙晶能揭露真相，助你找到人生中，艱困問題的答案。它使你準備好聆聽實話，以便立足於安全的根基，度過所有風暴。煙晶會打通你甚至不知道已被阻塞的所在。它是最適合用來進行影之工作（shadow work）的水晶——尤其是當我們需要面對和接納自身不完美的部分時。煙晶教導我們，不要過度依附概念或物質；當我們被某種事物逐漸控制或破壞時，煙晶會斷開該連結。

保養方式：用水沖洗；置於祭壇上充電。

使用訣竅：煙晶搭配白水晶可作為雙重能量組合，冥想時雙手各握一顆，使能量來回移動，如此可自動清除負能量，並且讓光進來。

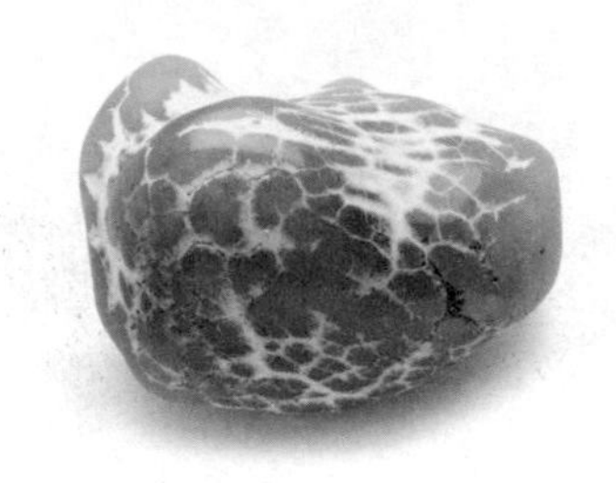

蛇皮瑪瑙（SNAKESKIN AGATE）

產地：美國奧勒岡州。

顏色變化：部分半透明的灰和白色圖案，看起來像蛇皮。

元素：火、土。

脈輪：太陽神經叢輪、海底輪。

屬性：轉化、冒險、明晰。

療癒特性：蛇皮瑪瑙是薩滿旅程和深度之轉化石，可助你蛻舊換新，展開再生。如果你的形象已經變得過於狹隘，而你又需要更多的發展自由，這種水晶有助於釋放侷限你的標籤，為真正的你騰出空間。蛇皮瑪瑙會幫助那些面對機會卻慣性猶豫不決的人，激勵他們採取行動以免錯失良機。它喚起冒險的感覺，助你正視並接納恐懼，而非逃避。

保養方式：用水沖洗；藉由燭光充電。

使用訣竅：在經歷重大的生活改變，特別是難以拋開舊習慣時，不妨攜帶或佩戴蛇皮瑪瑙。

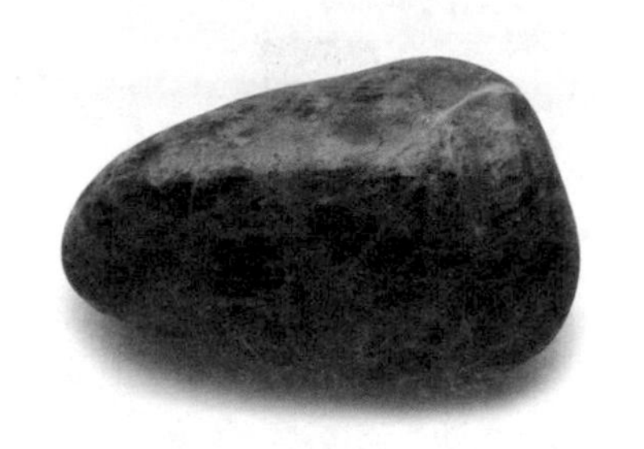

蘇打石(SODALITE)

產地：巴西、印度、中國。

顏色變化：靛藍帶白色大理石紋。有橙色長石內含物的，稱作落日蘇打石（Sunset Sodalite）。

元素：風。

脈輪：喉輪、頂輪。

屬性：解毒、緩和疼痛、感知。

療癒特性：蘇打石可強化你溝通和聽見宇宙訊息的能力；亦有助戒菸和斷開不健康的固著心理。蘇打石極為重要的特性之一是驅除恐懼——尤其是源自於擔心他人所做、所想或感覺的恐懼。它使你有清楚的覺知，進入更高層次的思維，而非受困在擔憂中。蘇打石溶解恐懼的力量，讓你的自我表達和創造力得以成長。

保養方式：用水沖洗；藉由月光充電。

使用訣竅：當你感覺膝部軟弱或疼痛時，可將蘇打石置於該部位。當你想說真話時，亦可攜帶或佩戴蘇打石。

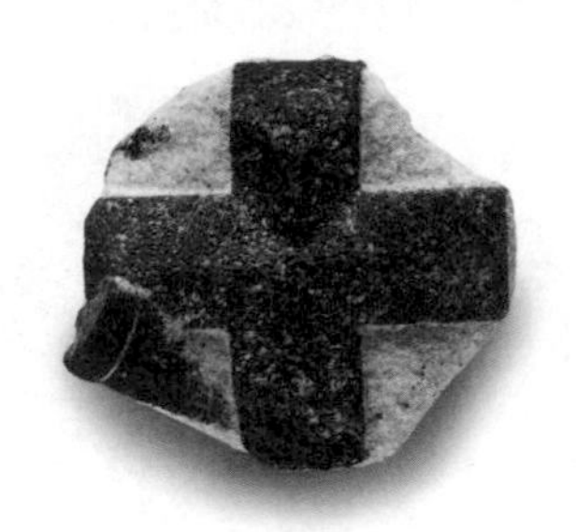

十字石（STAUROLITE）

產地：瑞士、俄羅斯、澳洲、巴西、美國。

顏色變化：在銀色基質（參看第21頁）上有自然形成的不透明棕色十字水晶圖案。

元素：土。

脈輪：海底輪、頂輪。

屬性：保護、航海、果斷。

療癒特性：十字石讓人想起中世紀的魔法器具：代表四大方位的等臂十字。這使得十字石成為找尋方向的天然羅盤和法寶—尤其當你位於十字路口時。它校準你的方向感，助你做決定，也是用於保護地球和環境療癒的強力水晶。十字石的十字形可驅除負能量，具有保護力。

保養方式：不可浸泡在水裡；用透石膏棒或充電水晶陣（參看第109頁）淨化和充電。

使用訣竅：當你要找尋方向，或者面臨多個選項而不知如何挑選，可以在冥想時將十字石置於眉心輪；亦可在紙上寫出你的選項，利用十字石為占卜用具，將它拋擲在紙上，看看落在何處。X形會標示出地點。

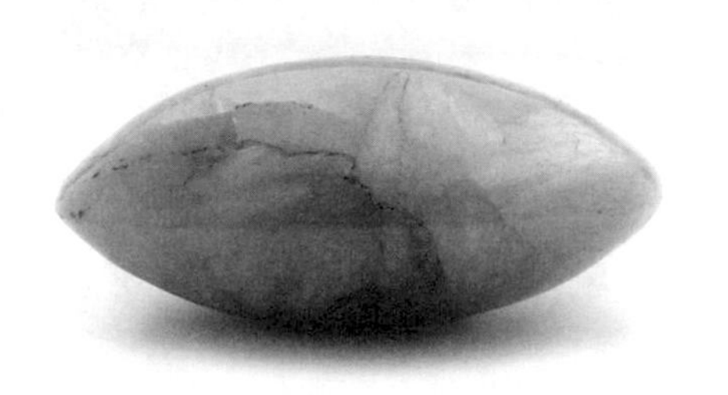

輝沸石（STILBITE）

產地：印度、喜瑪拉雅山脈。

顏色變化：有經過拋光或未加工之不同形態；桃色輝沸石往往與透明魚眼石伴生。

元素：心靈。

脈輪：臍輪。

屬性：穩定、療癒、慈悲。

療癒特性：輝沸石的能量柔和，卻極為神聖，你會感覺彷彿握著天賜之物。輝沸石的滑順會融入靈魂裂隙，療癒你的心，賜予你恩典和慈悲的能量。輝沸石讓人感到振奮和安心，而非逼近，如同一位從不對你大吼大叫的上司。它溫和地喚醒你的創造力，鼓勵你嘗試藝術創作，助你釋放害羞和不安全感、掃除焦慮—尤其是源自於害怕他人論斷的恐懼。輝沸石可助你處理情緒問題，導引疏通你的感覺，使你不至於像是泡在情緒湯裡。

保養方式：用水沖洗但不可浸泡；藉由月光充電。

使用訣竅：當你必須進入一個可能讓你不舒服的場合，不妨預先將輝沸石放進口袋。如果你感覺焦慮已悄然而生，在指間摩擦輝沸石，可以讓自己鎮定下來，並提醒自己，一切都在掌控中。

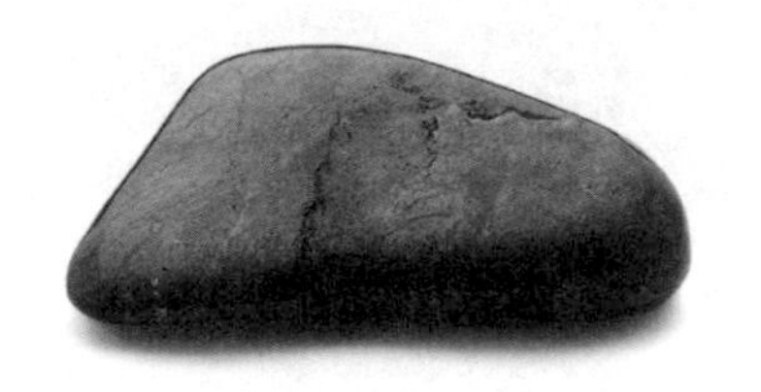

舒俱來石（SUGILITE）

產地：加拿大、南非、義大利、澳洲、印度。

顏色變化：深紫色，往往與鈣薔薇輝石（Bustamite）及鈉透閃石（Richterite）伴生。

元素：風、火。

脈輪：眉心輪。

屬性：活化、高頻率、淨化。

療癒特性：舒俱來石以具備紫火的能量而知名，紫火是一種清除乙太身（參看第7頁）殘餘物和轉化負能量的淨化頻率。舒俱來石可用於切斷羈絆，使你免於過去的束縛。它是玄想與魔法之石，能放大洞察力和靈視能力。舒俱來石能促進與高振動心靈嚮導的溝通，助你進入深度冥想狀態，使心眼看見清楚的景象。舒俱來石雖是高頻率水晶，但也具備接地的屬性，能幫助你在冥想時保持專注——如果你發現自己會睡著或飄離出你的身體。

保養方式：用水或靈氣淨化；置於祭壇上充電。

使用訣竅：在召喚聖日耳曼的紫火時，可以握著舒俱來石，想像淨化的火焰包圍住你的靈氣。握著舒俱來石貼近眉心輪，可啟動靈性覺醒。

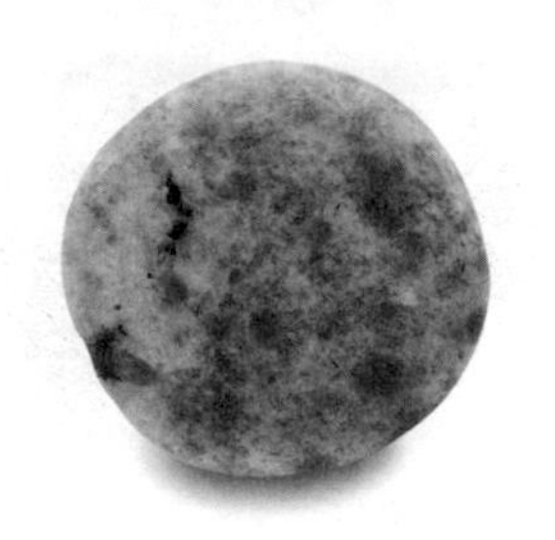

日光石(SUNSTONE)

產地：美國奧勒岡州、印度、坦尚尼亞、澳洲。

顏色變化：有透明至不透明不等的形態，有銅之內含物。

元素：火。

脈輪：臍輪、太陽神經叢輪。

屬性：活化、放大、闡明。

療癒特性：如同其名稱所示，日光石因內含銅而綻放光芒。日光石可提升自信與動機，亦可放大能量，吸引繁榮和機會。日光石有益於那些天真、容易受騙的人。當有些什麼潛伏於陰影中，或者你過著空想的生活時，日光石便是一道光束，對準與你有關的一切發出啟示。日光石除去了面具和面紗，展露出發光的內在之美。它助你認識自己真正的動機，同時也更了解他人的動機；當你不確定如何繼續時，日光石會透露出下一步該怎麼做。

保養方式：以日光淨化和充電。

使用訣竅：利用日光石進行冥想，可看穿任何模稜兩可的事物。將日光石帶到你想確認、能被看見和聽見的場合。

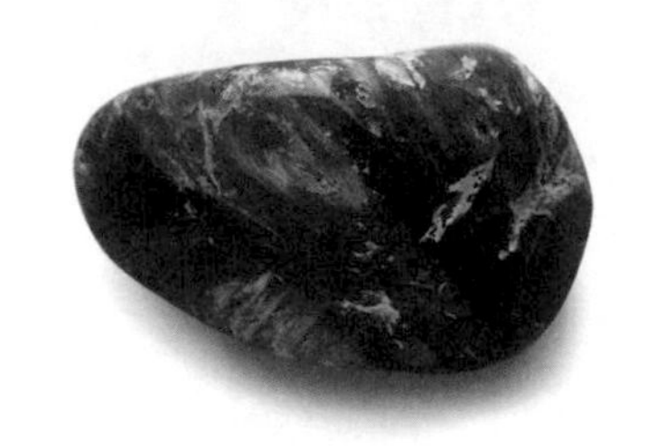

超級七（SUPER SEVEN）

產地：巴西。

顏色變化：也稱作旋律石（Melody's Stone），這種水晶是紫水晶、白水晶、煙晶、黃磷鐵礦（Cacoxenite）、金紅石、針鐵礦（Geothite）和纖鐵礦（Lepidocrocite）的組合體。

元素：全部。

脈輪：全部。

屬性：活化、轉化、連結。

療癒特性：超級七是七種不同礦物的強大組合，亦為齊全的脈輪系統啟動器。這世界的七重本質見於古典七行星、一星期的七天、方位、彩虹的顏色以及音階（只是列舉一些例子），超級七因而成為魔法從業者的重要法寶。它幫助你度過人生每一個七年階段；提醒你已經學習過的功課、歷經過的階段，以及你行至此處，路上為你開啟的每一扇大門。

保養方式：自我淨化和充電，最好不要讓別人觸碰你的超級七。

使用訣竅：設定一顆超級七水晶，可助你達成長期目標；將它擺在祭壇上可放大祈願和目標。利用超級七進行冥想，可活化你所有的感官——包括身體和形而上的。

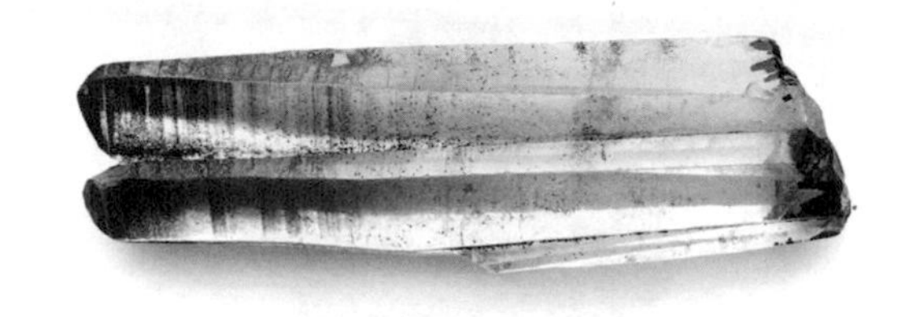

橘子石英（TANGERINE QUARTZ）

產地：中國、巴西、非洲及馬達加斯加。

顏色變化：深紅至橙色不等，是外層或內含物（幻影）含有氧化鐵的白水晶。

元素：土。

脈輪：臍輪。

屬性：穩定、活化、解毒。

療癒特性：橘子石英猶如準備為你戰鬥的老練士兵，它清除使你無法實現目標的阻塞；透過臍輪和大地，吸取高頻率能量，導引至你的體內，以根除一切雜草。橘子石英有助於排除堆存多年的有毒能量，這些能量就像舊日衣櫃中的行李箱。橘子石英具備古老的能量，連結你與大地魔法和大自然的教誨，助你從大地吸取穩定性。有了這份穩定，你不僅能保有自覺，也能更適宜地活在當下；它助你傾聽身體的聲音，了解自己的需求，並依此行事。

保養方式：不可浸泡在水裡。用聖木淨化；以日光充電。

使用訣竅：將橘子石英置於肚臍下方，尖端朝下。深呼吸，想像光束照射進頭頂，從雙腳出來。利用橘子石英進行冥想，可進入你的身體意識。

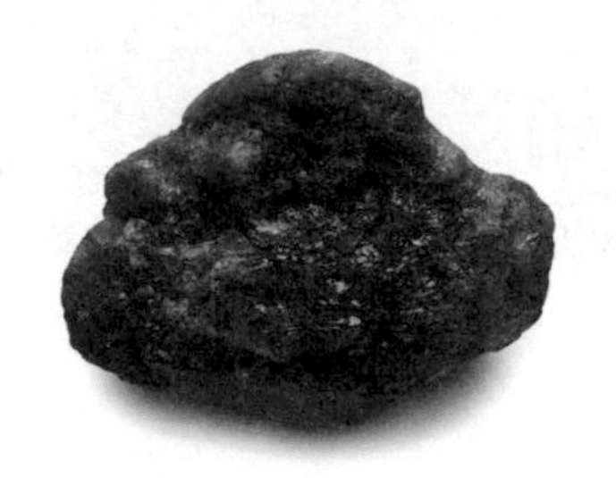

坦桑石（TANZANITE）

產地：坦尚尼亞、南非、印度。

顏色變化：深紫至藍紫不等。

元素：風、心靈。

脈輪：眉心輪、頂輪。

屬性：活化、賦予能力、揭露。

療癒特性：坦桑石助你傾聽並說出真話。有了它的協助，你的思想和言語將得到高我的知會，而非受他人的意見、恐懼或有限的觀點左右。坦桑石強化傾聽、分享、觀察，以及問出一針見血之問題的能力；免於瑣碎、大驚小怪和無用的資訊占據你的心思。坦桑石提醒我們，智慧和理解是透過有意識的互動而得到成長，並非單純一再重複卻心不在焉。它教導你做出有意識的抉擇，避免不經思索而為之；當你感覺失去平衡時，記得以自己為中心。坦桑石是奉獻和高頻率意識的水晶，可打開啟蒙之道，增進靈性進化。

保養方式：務必遠離陽光。用水淨化；藉由滿月充電。

使用訣竅：帶著坦桑石參與關於抽象概念的深入談話或討論。放在你的冥想空間，可開啟通往更高次元的途徑。

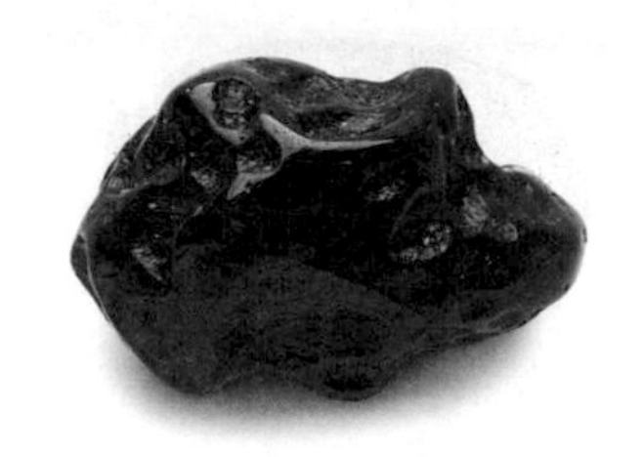

玻隕石(TEKTITE)

產地：澳洲、北美洲、非洲、中國及巴西。

顏色變化：從不透明到黑色半透明皆有之。可參看捷克隕石（第191頁）和利比亞沙漠玻隕石（第187頁）的介紹。

元素：火、風。

脈輪：全部。

屬性：活化、連結、轉化。

療癒特性：玻隕石是由古代流星撞擊後，遺留在地球的殘骸所形成，具備獨特的宇宙振動。此振動來自於星辰領域，連結你與不受物質、不為塵世次元束縛的事物。玻隕石可用於靈魂旅行，在冥想和做夢時探索其他維度，亦可作為力量強大的法寶，助你突破和頓悟。玻隕石可擴展意識，有助於彌合已確立的事實，與你所相信的事物，兩者之間的差距。傳統上，玻隕石一向被視為幸運和保護之石，可阻擋負面事物—尤其當你處在人跡罕至的地方時。

保養方式：用水沖洗；搭配黃水晶進行充電和放大。

使用訣竅：佩戴或攜帶玻隕石，可吸引其他在靈性上有所進展的人—尤其當你感覺自己的修行之路孤單無依。玻隕石亦可作為深化直覺的法寶。

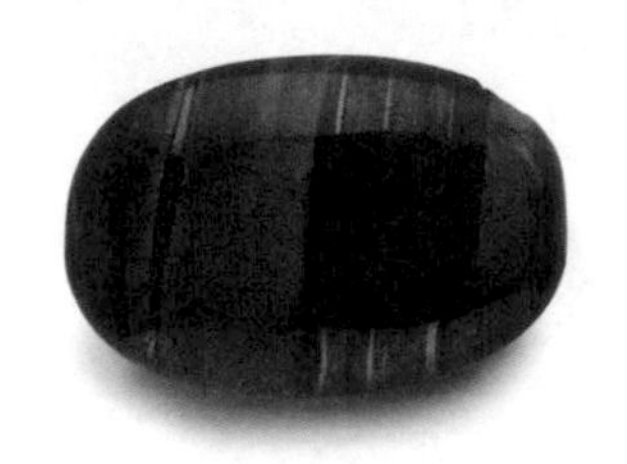

虎眼石（TIGER'S EYE）

產地：巴西、北美洲、南非、印度。

顏色變化：金、紅或藍色（亦稱作鷹眼石，第171頁）。虎眼石帶有赤鐵礦和紅碧玉條紋時，稱作虎鐵石（Tiger Iron）。

元素：火、土。

脈輪：全部。

屬性：轉化、賦予能力、接地。

療癒特性：這種礦物源自石棉，隨著時間被石英取代而成為虎眼石。虎眼石是轉化之石，可將有毒的纖維物質轉變成固體的結晶，實實在在地改變自身。虎眼石是象徵勇氣、溫暖、領導力和信念的水晶，能幫助你發揮最好的特質，同時又能激勵他人仿效。虎眼石帶給你專注、踏實和安全感，你可以自由且開放地傳達想法，並自信地付諸行動。虎眼石能強化靈氣場，連接你與大地並提供能量；助你將自己的能量導入有生產力的活動，而不至於陷入蠟燭兩頭燒的窘境。

保養方式：藉由日光淨化和充電。

使用訣竅：攜帶或佩戴虎眼石作為力量法寶。將它放在枕頭下，可讓你做更深入了解自己的夢；擺在家中可吸引正能量。

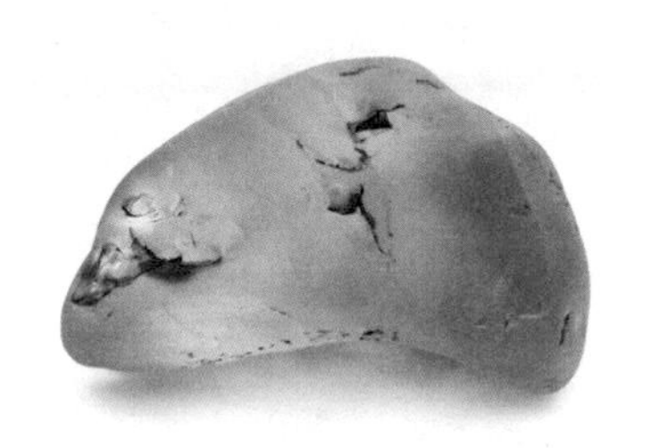

拓帕石（TOPAZ）

產地：巴西、印度、巴基斯坦、納米比亞、俄羅斯、南非及墨西哥。

顏色變化：藍、銀、黃、金或香檳色。帝國拓帕石較為稀少，有粉紅、紅或桃粉紅。

元素：水。

脈輪：對應石頭的顏色（參看第136頁的脈輪顏色指南）。

屬性：專注、澄清、放大。

療癒特性：拓帕石助你對準目標，將粗略的想法提煉成特定行動方案；擺脫拖延的模式，使你全力以赴——尤其在計畫之初或即將結束時，其高頻率有避免耽擱的效果。若你希望實現願景，拓帕石可助你用最短的時間跨出最大的距離。拓帕石能助長效率，因此不適合迂迴曲折或走遠路的人。一旦微調的時機到來，拓帕石將會助你進行必要的調整，查看可能忽略的細節；它不會漠不關心，而是鼓勵你妥善完成事情。

保養方式：用水沖洗；在祭壇上充電。

使用訣竅：佩戴拓帕石可提升生產力，同時助你留意細節。置於任何脈輪上皆可增進其效能。

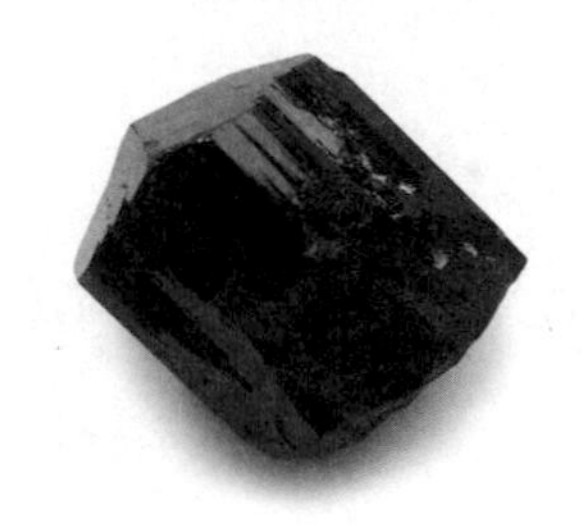

電氣石(TOURMALINE)

產地：遍及全世界。

顏色變化：黑、綠、藍、棕（Dravite，鈉鎂電氣石）、粉紅、粉紅和綠（Watermelon，西瓜）、紅和綠（Rainbow，彩虹）。

元素：土。

脈輪：對應石頭的顏色（參看第136頁的脈輪顏色指南）。

屬性：反射、保護、接地。

療癒特性：電氣石被視為是保護心靈的絕佳石頭，它使你避開一切不符合你最大利益的事物；阻擋負能量，清除不受歡迎的訪客所留下的殘餘物——無論是有形的物質或無形的能量。電氣石適合需要支持與結構的敏感者，以及需要腳踏實地的高振動者。它有助於消除能量節、破除妄想、穩固房間的能量，將侵入者排除在外。棕色的鈉鎂電氣石（Dravite）有助於進行影之工作；彩虹電氣石的外圍是綠色，中心為紅色，是所有電氣石中最受珍視的，常用於高頻率的心輪啟動器。

保養方式：用水沖洗，但不可浸泡。搭配透石膏使用，以日光充電。

使用訣竅：黑色電氣石是避邪石，佩戴可反射負能量。當你需要釋放焦慮時，不妨拿起電氣石；放在窗口，可使有害的物質投射轉向。

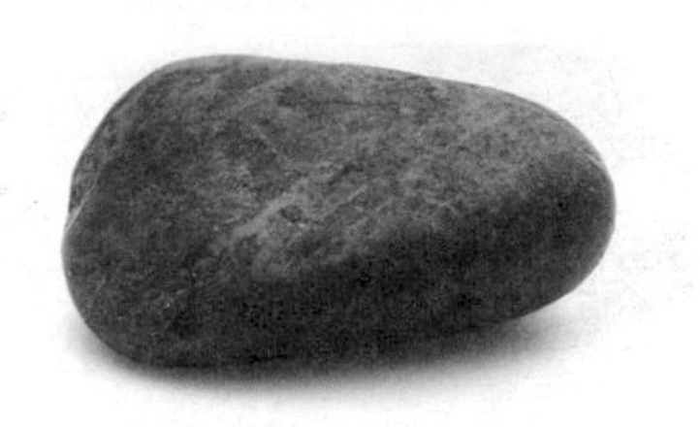

綠簾花崗岩(UNAKITE)

產地：美國、印度、南非、巴西、中國。

顏色變化：綠色綠簾石（第168頁）、桃色長石以及石英的混合物。

元素：水。

脈輪：心輪、臍輪。

屬性：復原、平衡、解毒。

療癒特性：綠簾花崗岩有助於平穩心情、能量水平、荷爾蒙、食慾，或任何事物之高低起伏的波動。它使你與大自然連結，鼓勵你選擇天然而非人工產品。綠簾花崗岩有助於解毒，讓身體恢復到健康的自然狀態；也能讓你與動物界連結，促進與動物的溝通。它含有生育力和新生命的能量，有助於從性的創傷中復原。由於綠簾花崗岩與心輪和臍輪有關，因此它也能鼓勵你從愛出發，從事創造。

保養方式：放在一小碟藥草上即可淨化和充電，例如鼠尾草、迷迭香或艾蒿。

使用訣竅：當你尋求讓家庭成長、開創新事業或孕育新計畫時，可以將綠簾花崗岩融入你的環境。隨身攜帶綠簾花崗岩，可療癒創傷或虐待，因為它散發著無條件的愛。

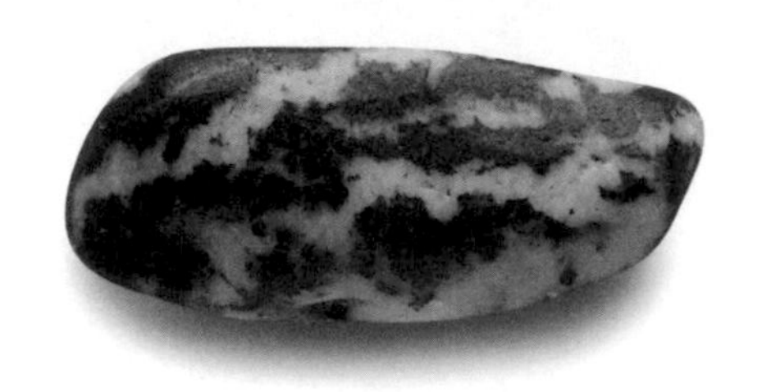

斑馬大理石(ZEBRA MARBLE)

產地：印度。

顏色變化：含白雲石（Dolomite）的黑白條紋。

元素：水、風。

脈輪：頂輪、海底輪。

屬性：規範、統合、和諧。

療癒特性：斑馬大理石是平衡之石，可協調極端與統合對立。它平衡體內的陰陽能量，助你看見事情的兩面，以尋得雙贏的解決方案。斑馬大理石的能量可引導對立的力量互相尊重，顯示這種做法更優於競爭，更甚者，可以使已經分崩離析的部分合而為一。斑馬大理石教導我們放下恐懼、偏執和不寬容來接納異己，它有助於達成家庭與工作、人際關係與個人隱私之間的平衡。

保養方式：以水沖洗；在祭壇上充電。

使用訣竅：將斑馬大理石帶到人們心態過於僵化的場合，亦可攜帶或佩戴斑馬大理石，這都有助於你感受與大地的連結，保持頭腦清醒——尤其在需要做重大決定時。

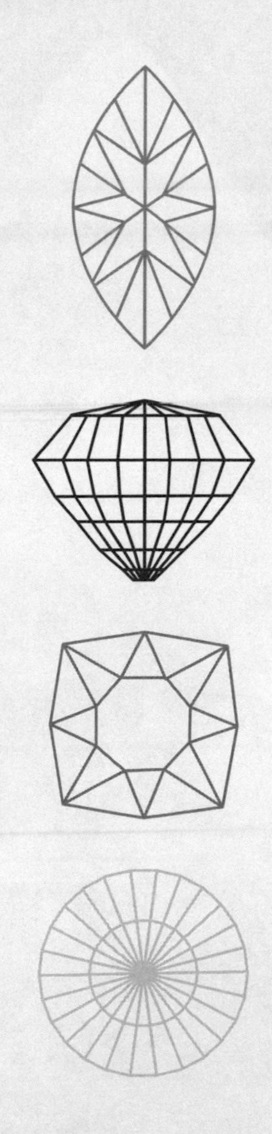

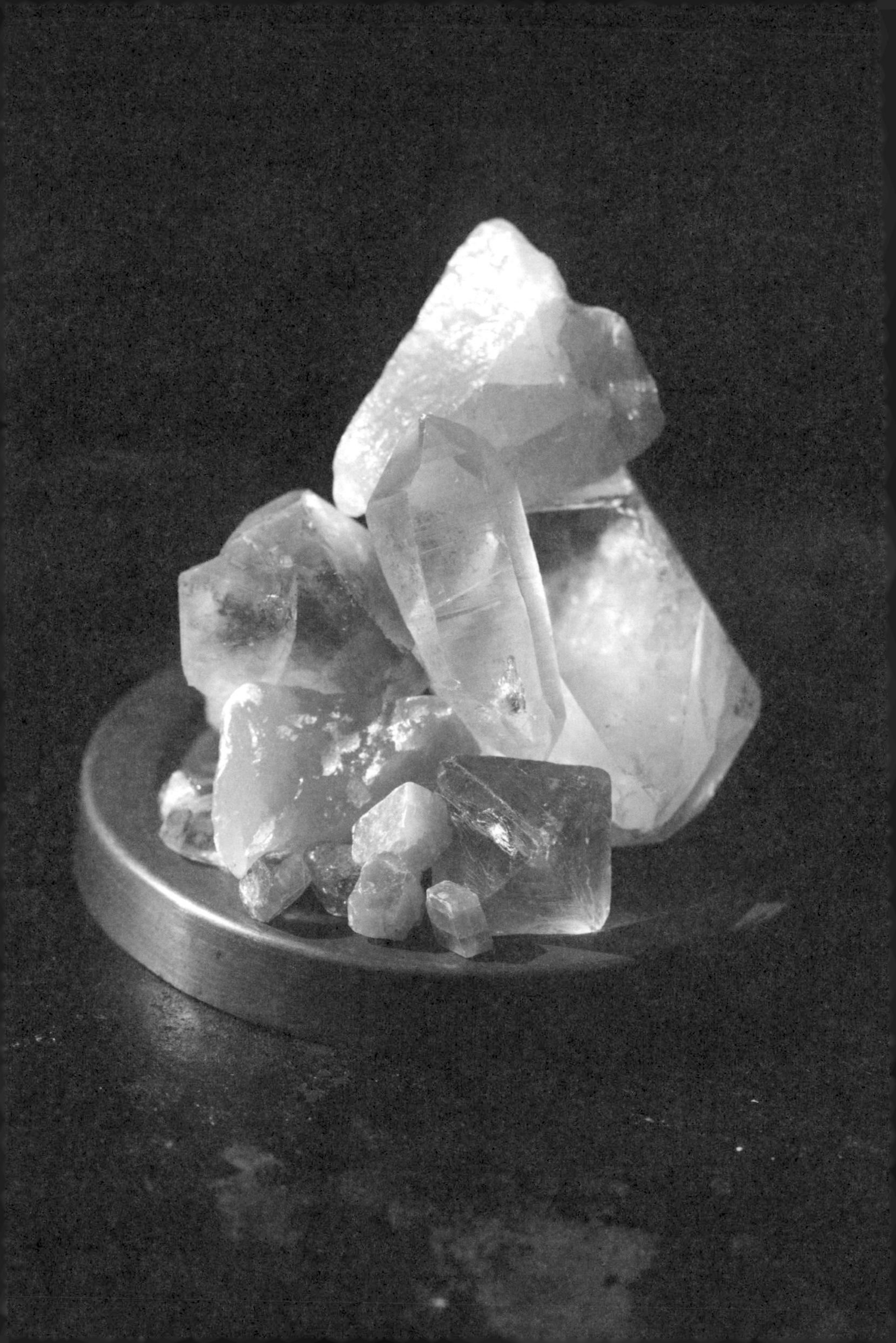

誌謝

感謝下列人士的貢獻、鼓勵、智慧和支持，他們幫助這本書問世：帶我入門的水晶大師M. A. Tippett；我的靈魂家人Marlene和Alex；我的父母親Tom和Karin；我一輩子的朋友Tara；我的二十二條教誨團隊：Lesley、Mel和Frank；我的水晶老師Michael Cardenas和Patricia Bankins；以及我的精神導師Dan和William。感謝直覺之屋和我所有的優秀學生。感謝你們身為真理傳播者、光之管道、智慧追尋者和心靈的容器，讓愛和喜悅照耀全世界！

獻上無限的祝福，
娜哈

關於作者

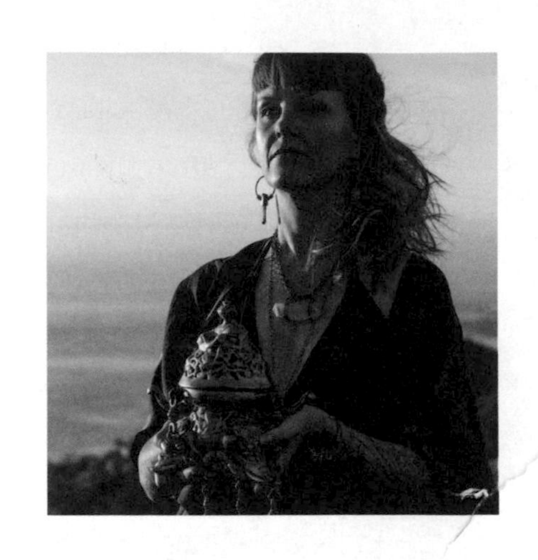

娜哈・阿瑪迪（Naha Armády）深諳西方神祕傳統，一生都在學習祕傳的智慧。她擔任全職教師、水晶療癒師、直覺諮商師以及洛杉磯直覺之屋（House of Intuition）的靈性導師，同時也是二十二條教誨玄祕學與魔法學校（22 Teachings School of Hermetic Science and Magical Arts）的創辦人，全年提供水晶療癒、塔羅、冥想、能量療癒、煉金術、神聖幾何、占星學、實用與儀式魔法、直覺培養和奧祕卡巴拉課程。娜哈致力於使她的學生和客戶覺醒，培養其天賦並發掘其潛能，始終覺察這項工作背後的目的，並尋求與神聖合為一體。「好的魔法從接地開始，用感激作為結束。」

欲知詳情，請瀏覽22Teachings.com